한방 암 치료법

漢方癌治療法

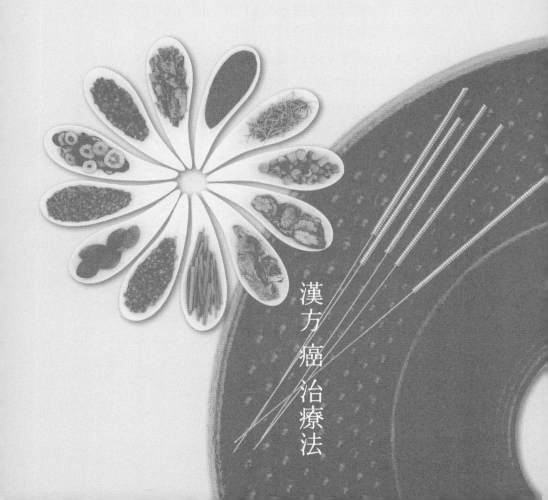

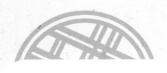

추 천 사

한국인 독자 여러분 안녕하십니까?.

서안국제의학중심의원(西安國際醫學中心醫院, Xian International Medical Center Hosipital)은 중국 섬서성 서안시에 있는 초대형 병원으로 입원 침상이 약 1만 개이고 직원이 5천여 명입니다.

현재 저희 병원에 입원 중인 환자는 3천여 명인데 그중 암환자가 차지하는 비중은 약 15% 정도입니다. 암으로 입원한 환자가 차지하는 비율은 높지 않지만 암은 다른 질병에 비해 고통스럽고 경제적인 부담이 높은 편입니다.

항암 치료는 대부분 양의적으로 치료하지만 한의학(漢醫學)의 임상적인 가치도 우수합니다. 중약은 항암 효과도 있지만 양의적인 항암 치료의 부작용(피로, 설사, 변비, 발한, 불면증, 식욕부진, 오심구토, 간·신부전 등) 치료에도 양호한 효능이 있습니다.

김용현 박사는 최고의 중의약 대학(북경중의약대학)을 졸업한데다 임상 석박사 과정을 졸업하여 진료 능력이 탁월합니다. 4년간 수만 명을 진료했지만 한번도 의료 사고를 낸 적이 없을 뿐만 아니라 환자들로부터 좋은 호평을 받고 있습니다. 그는 내과(소화과, 호흡기과, 신경내과), 암과, 재활과, 정신심리과, 부인과 질병을 주로 진료하여 많은 임상 경험을 가지고 있습니다.

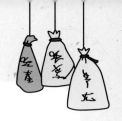

　김용현 박사는 저희 병원에 근무하면서 외래 진료와 병동 회진을 통하여 수많은 암환자를 치료했습니다. 그 경험을 바탕으로 이번에 《한방(漢方) 암 치료법》라는 책을 저술했습니다. 이 책은 후학자들은 물론 암환자들에게 많은 도움이 될 것으로 기대합니다.

　중국에서 생활 중인 한국인 독자 여러분 건강에 문제가 있으면 저희 병원에 오셔서 진료 받아보시기 바랍니다.

　감사합니다.

서안국제강복의학중심병원장

하서경(賀西京)

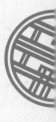

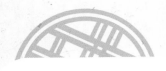

머리말 1

필자는 현재 중국 서안국제의학중심의원(西安國際醫學中心醫院)에서 중의사(中醫師)로 재직 중이다. 이 병원은 병상 1만 개, 직원이 5천여 명인 아주 큰 병원이다. 여기서 필자는 병실 회진과 외래 환자를 진료한다. 평소 입원 환자가 수천 명이다 보니 하루에도 십여 병동을 회진해야 하는 경우가 많다. 그중 회진 요청이 가장 높은 병동은 암 병동인데, 다른 병동에 회진을 가도 암 환자인 경우가 많았다. 암 환자를 치료하기 위하여 그동안 수집한 자료와 경험을 정리하다 보니 한 권의 책을 출판하기에 이르렀다.

전 세계의 항암 치료법이 그렇듯이 이 병원도 양의학 위주로 진단, 치료하고, 한의학(漢醫學)을 보조적인 치료법으로 이용하고 있다. 이런 치료법이 지극히 중국적인 방법이라고 보는 시각도 있겠지만, 14억이라는 인구가 수십 년간 고수해온 방법이므로 결코 간과할 것은 아니다. 한의학적인 치료법은 환자가 요구하는 경우도 있지만 담당 의사가 양의(洋醫)적인 특별한 치료법이 없어 요청하는 경우도 많았다.

필자는 한의학(漢醫學)만으로 암을 100% 치료한다는 것은 매우 어려운 일이라고 생각한다. 그러나 암을 치료하는 과정에서 한의학이 의학적으로 무의미하다는 생각도 부정한다.

각종 암에 한약(漢藥)을 투여한 결과 암세포가 소실 혹은 억제되었다는 보고도 있고, 항암 치료 전후, 수술 전후에 한약을 투여한 결과 후유증이 경감했다는 보고도 있으며, 말기 암에 투여한 결과 생존 기간

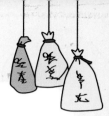

이 연장되었다는 보고도 많이 있다. 특히 양의적인 치료법으로 인한 부작용(발한, 구역질, 딸꾹질, 오심, 구토, 식욕 부진, 불면증, 어지러움, 신체 허약 등)뿐만 아니라 면역 증강에도 양호한 효과가 있었다.

한국은 언제부터인지 양한방 의사들이 각자의 이권을 고수하고 쟁취하기 위해 대립하고 있는 실정이다. 양측 모두 국가와 국민을 위한다고 하지만, 정작 무엇이 국가와 국민을 위하는 것인지를 잘 모르는 것 같다.

지금 한의학(漢醫學)을 의학의 한 영역으로 받아들이는 국가들이 점점 늘어가고 있다. 중국의 외교적인 노력도 있겠지만 임상적으로도 효과가 입증되었기 때문이라고 생각한다. 그러나 한의학(韓醫學) 종주국이라고 할 수 있는 한국에서는 세계로 진출하기는 커녕 오히려 배척당하고 있는 실정에 애석함을 금할 수 없다.

한국의 의학계도 이젠 결정의 시기가 왔다. 지속적으로 폐쇄적인 정책을 고수한다면 우물 안 개구리에서 벗어나지 못해 국제 시장에서 밀려나게 될지도 모른다. 한국 의학계만을 위한 의학이 아니라 인류를 위한 새로운 형태의 의학을 개발하여 우리 국민은 물론 전 지구인이 향유할 수 있는 학문으로 거듭나기를 기대한다.

저자 김용현(金容炫)

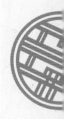

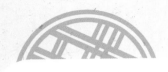

머리말 2

이 책은 항암 관련 중의학 자료와 필자가 경험한 것을 바탕으로 쓴 책이다. 이 분야에는 표준적인 교과서가 없다 보니 개인적인 견해가 많이 포함되었다. 독자들이 이해하기 편하도록 저술하려고 했으나 한의학(漢醫學)의 기본적인 용어가 모두 한문이어서 순수한 한글로 표현하기에는 어려움이 있었고, 그래서 좀 어색한 문장도 있을 것으로 사료된다.

의학을 전혀 모르는 비의료인이 책에 기록된 처방에 따라 바로 한약을 복용하는 것은 권하지 않는다. 부작용과 독성에 대해서 많은 자료를 찾았지만 그래도 완벽하다고는 볼 수 없다. 질병 치료에 있어 약효도 중요하지만 부작용과 독작용이 더 중요할 수도 있기 때문이다. 특히 간부전, 신부전, 심부전 등의 질병이 있는 환자는 아주 신중하게 복용해야 한다.

암 환자에게 약을 투여할 때는 아래의 두 가지를 주의한다면 부작용과 독작용을 줄일 수 있고, 효과도 기대할 수 있을 것으로 생각한다.

첫째, 암 외에 다른 증상(간부전, 신부전, 심부전 등)이 없는 상태에서 처음 복용할 때는 상용 용량을 투여하고, 복용 3일 후에 간과 신장의 기능, 혈액, 소변을 검사해 보고 부작용과 독성 반응이 없으면 다시 일주일간 투여한 후 재검사를 실시한다. 10일 정도 투여한 후 각종 검사에서 아무런 부작용이나 독성 반응이 없으면 상대적으로 안전하다고 볼 수 있다.

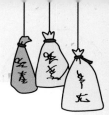

둘째, 본 책에 수록된 처방을 그대로 사용하지 말고 증상에 따라 가감하는 것이 효능을 향상시킬 수 있다. 예를 들어 폐암 환자가 기침, 객혈, 호흡 곤란, 수종, 빈혈 등의 증상이 있을 때는 먼저 폐암에 자주 사용하는 약을 선택한 후 다시 항기침, 지혈제, 이뇨제, 보혈제를 배합한다. 이때 약의 종류와 양이 너무 많으면 도리어 해가 될 수 있으니 중증(重症)의 순서대로 배합하면 된다.

책이나 인터넷 등에서 자료를 찾고 과(科)의 여러 의사들에게 자문을 구해서 책을 집필했지만, 그래도 부족한 면이 많을 수 있다.

그래도 조금이나마 이 분야를 공부하는 후학들과 암 투병 중인 환우들에게 실질적인 도움이 되기를 바라며, 부족한 면이 있다면 많은 지도를 부탁드리는 바이다.

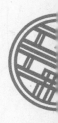

끝으로 객지에서 의사를 할 수 있도록 가정을 잘 이끌어준 아내 황선애에게 정말 깊은 감사를 전한다. 또한 음으로 양으로 많은 도움을 준 서안국제의학중심의원(西安國際醫學中心醫院) 의료진께도 깊은 감사를 드린다.

저자 김용현(金容炫)

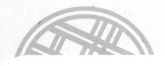

차 례

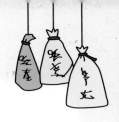

2

상용하는
항암약

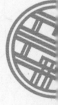

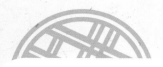

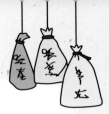

3

각종 암
치료법

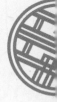

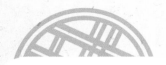

4

항암 치료
부작용 치료

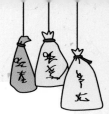

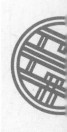

1

한의학(漢醫學)의 암에 대한 인식

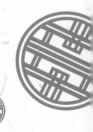

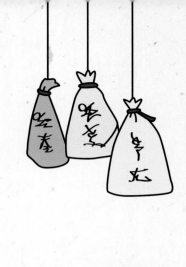

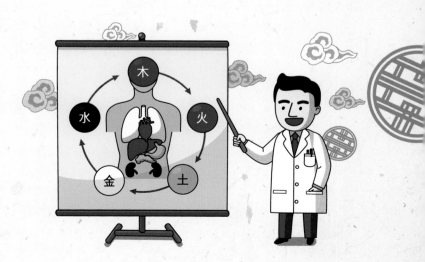

용어에 대한 이해

 암(癌)

종류(腫瘤)와 암(癌)은 유사한 점도 있지만 다르다. 먼저 그 글자를 살펴보면 암(癌) 자는 疒(병) 자의 부수에 嵒 자가 들어 있다. 嵒 자의 기원은 확실하지 않으나 岩[바위 암(巖, 嵒)]에서 유래되었다는 학설이 많다. 즉 병든 부위가 돌처럼 딱딱한 것을 빗대어 만든 글자일 것으로 추정한다.

암은 성장 속도가 빠르고, 막(膜)이 암세포를 싸고 있지 않아 암의 뿌리가 주위 조직을 침범하며, 조직은 만지면 딱딱하다. 암은 주변으로 확산하여 조직의 형태를 변형시키고 본래의 기능을 못하게 하며 먼 부위의 조직으로 전이되기도 한다. 암세포의 뿌리가 주변으로 뻗어 나갔으면 수술을 하더라도 완벽하게 제거하는 것이 어렵고, 현재의 암 부위를 제거하더라도 이미 혈액을 타고 전신으로 퍼졌다면 다른 부위에서 재발하기도 한다.

🫖 종류(腫瘤)

덩어리가 생긴 질병은 종(腫), 류(瘤), 암(癌)이라는 단어로 표현한다. 세 단어는 유사하지만 임상적, 병리적으로 다르다.

종(腫) 자는 月(달월, 고기육) 변에 重(무거울 중) 자가 합쳐진 것이다. 月은 고기를 의미하고 重 자는 무게를 말하는 것으로 몸이 부으면 체중이 많이 나간다는 의미이다. 즉 소변이 빠지지 않아서 부은 수종(부종)을 의미하거나 국소 부위가 커진 것을 나타낸다. 자궁근종, 혈종, 지방종, 용종(隆腫: 불룩하게 부어 올랐다는 의미), 낭종(囊腫: 주머니 같은 혹이 생겼다는 의미) 등을 말한다.

류(瘤) 자는 疒(병) 자의 부수에 留(머무를 류) 자가 합쳐져서 만들어진 글자이다. 무엇인가 막히고 뭉쳐 병이 되었다는 뜻으로 혹을 의미한다. 정맥류, 임파류, 육류(肉瘤), 골류(骨瘤) 등의 단어가 있다. 그리고 종(腫)과 류(瘤)를 합쳐서 많이 사용한다.

종류는 양성과 악성으로 구분한다. 양성은 그냥 혹을 말하고 악성은 암을 말한다. 양성 종류는 성장 속도가 늦고 둥글게 성장하면서 전체를 막으로 싸고 있어 다른 조직에 침윤하지 않는다. 만지면 조직이 부드럽고 물에 떠 있는 느낌이며 정상적인 조직과 경계가 뚜렷하다. 그리고 전이하지 않고, 제거하고 나면 재발을 잘 하지 않는 것이 특징이다.

🫖 비대(肥大)

비대(hypertrophy)란 그 부위의 기능 향상으로 대사가 왕성해져서 세포, 조직. 혹은 장기의 체적이 증대한 것을 말한다. 비대는 생리적인 것과 병리적인 것으로 구분한다. 조직과 장기의 비대는 세포 체적의 증대지만 세포 수의 증가도 발생할 수 있다. 비대의 원인은 대상성 비대와 내분비성 비대가 있다. 장기나 조직에서 기능성 부하가 가중되면 대상성 비대가 발생한다. 역기 운동을 많이 하면 상지의 근육이 비대해지는데 이것은 생리적인 비대이다. 고혈압으로 심장에 부담이 생기면 좌심실이 비대해지는데 이것은 병리성에 해당된다. 내분비성 비대는 임신 시 호르몬의 영향으로 자궁의 평활근이 두꺼워지는 것과 같은 것을 의미한다. 즉 비대는 종류나 암과는 전혀 다른 형태의 증식이라고 볼 수 있다.

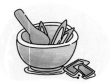

암 관련 고대 문헌

암(癌)과 류(瘤) 중에서 류가 먼저 문헌에 기록되었다. 류(瘤) 자의 기원은 선진(先秦) 시대의 은허(殷墟) 갑골문에서 시작된다. 《주례(周禮)》에는 '양의(瘍醫)와 종양의 치료법'에 대한 기록이 있다. 그 내용을 살펴보면 암에 대한 인식이 깊지는 않지만 암의 시작을 볼 수 있다.

《영추(靈樞)》〈자절진사(刺節眞邪)〉에 '근류(筋瘤)', '장류(腸瘤)', '석류(昔瘤)'라는 단어가 나오는데 이것은 암을 의미하는 것이 아니라 정맥류라는 의견이 많다.

수나라 시대의 《제병원후론(諸病源候論)》〈유후(瘤候)〉에서는 다음과 같이 '류(瘤)'를 설명하고 있다.

瘤者, 皮肉中忽腫起, 不痛不痒, 初梅李大, 漸長大, 又不結强.
言留結不散, 謂之爲瘤

류라는 것은 피부와 근육에서 갑자기 커지며 아프지도 가렵지도 않고, 처음에는 매실 크기이나 점점 커지며 딱딱하지 않다. 뭉쳐서 흩어지지 않아서 류라고 부른다.

이 설명은 류에 대한 특징이라고 볼 수 있다. 명나라 시대의 《설씨의안(薛氏醫案)》, 〈외과추요(外科樞要)〉와 〈외과정종(外科正宗)〉에는 류의 발생 부위에 따라서 기류(氣瘤), 혈류(血瘤), 육류(肉瘤), 근류(筋瘤), 골류(骨瘤)로 분류해 놓았는데, 후세들이 이것을 많이 응용했다. 그중 기류(氣瘤), 혈류(血瘤), 육류(肉瘤)는 양성 종류로, 근류(筋瘤)는 정맥류로 인식했고, 골류(骨瘤)는 뼈의 종류(腫瘤)로 인식했다.

진나라 시대 갈홍(葛洪)이 쓴 《주후비급방(肘後備急方)》에는 다음과 같이 기록되어 있다.

> 옹 결 종 견 여 석　혹 여 대 핵　색 불 변　혹 작 석 옹 불 소
> **癰結腫堅如石, 或如大核, 色不變, 或作石癰不消**
>
> 부스럼은 뭉쳐서 돌과 같고, 혹은 큰 핵이 있으며 색이 변하지 않고 치료해도 사라지지 않는다.

> 약 발 종 지 결　이 유 근 자　명 왈 석 옹
> **若發腫至結, 而有根者, 名曰石癰**
>
> 만약 부어서 뭉쳐지고 뿌리가 생기면 석옹이라고 한다.

이 내용은 유방암 초기 증상과 유사하다. 석옹(石癰)은 돌 같은 종기라는 뜻이다. 환부가 돌처럼 딱딱하고 뿌리가 있으며 사그러들지 않는다고 한 것을 보면 암으로 인식했다고 볼 수 있다.

암(癌)이라는 글자는 송나라(1264년) 시대에 양토영(楊土瀛)이 쓴 《인제지부유방(仁齋指附遺方)》에는 이렇게 기록되어 있다.

> 암 자　상 고 하 심　암 혈 지 상　과 가 루 수　독 근 심 장　천 공 투 리
> **癌者, 上高下深, 岩穴之狀, 顆柯累垂, 毒根深藏, 穿孔透里,**
> 남 칙 다 발 어 복　여 칙 다 발 어 유
> **男則多發於腹, 女則多發於乳**

암이란 밖으로 불룩 튀어나오고 안으로는 깊게 들어갔으며, 석굴과 유사하고, 가지는 여러 갈래로 뻗어 있다. 독뿌리는 깊이 침입했고, 내부까지 천공했다. 남자는 복부에 다발하고 여자는 유방에 다발한다.

암의 병리적인 특징과 남녀 간에 다발 부위까지 설명해 놓았다. 이외에 암이나 종류라는 단어는 사용하지 않았더라도 기록된 증상을 보면 암, 종류와 유사한 문헌은 많다.

《금궤요략(金櫃要略)》, 〈오장풍한적취병맥증병치(五臟風寒積聚病脈證幷治)〉에 '積者, 藏病也, 終不移; 聚者, 腑病也, 發作有時, 輾轉痛移, 爲可治 … (적병은 오장의 병으로 이동하지 않고, 취병은 부(腑)의 병으로 가끔씩 발병하고, 통증이 돌아다니고, 치료할 수 있다.)'라고 기록되어 있다. 이 책에서는 적(積)과 취(聚)에서 대해서 설명했는데, 적은 암과 유사하고 취는 기능성 증상과 유사하다는 것을 알 수 있다.

《상한잡병론(傷寒雜病論)》, 《금궤요략(金櫃要略)》에는 도인승기탕(桃仁承氣湯), 하어혈탕(下瘀血湯), 계지복령환(桂枝茯苓丸) 등의 처방을 남겼는데, 지금도 각종 암증에 사용하고 있다.

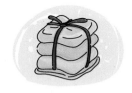

암의 원인에 대한 인식

 기혈 부족(氣血 不足)

기(氣)

기(氣)는 눈에는 보이지 않지만 생명의 기초적인 물질이고 생명을 움직이게 하는 힘이다. 《장자(莊子)》, 〈지북유(知北游)〉에서는 '人之生, 氣之聚也. 聚則爲生, 散則爲死(인간의 생명은 기가 모인 것이다. 기가 모이면 살고 기가 흩어지면 죽는다.)'라고 했다. 신체에서 각 세포가 대사하도록 하는 것이 기라고 인식했고, 그것을 기화(氣化)라고 했다. 음식물이 혈당, ATP로 변화하는 것이나 대사의 노폐물이 대소변으로 변하는 것 등이 기화인데, 이 작용을 할 수 있게 하는 것이 바로 각 장기의 기인 것이다.

인체는 기의 승(昇), 강(降), 출(出), 입(入)이라는 운동을 통하여 생명을 유지하고 있다. 기의 작용은 다섯 가지가 있는데 그 내용은 아래와 같다.

❶ 추동 작용은 기, 혈액, 배변, 배뇨 등을 정상적으로 대사할 수 있도록 밀어준다. ❷ 온후 작용은 정상적인 체온을 유지하도록 해준다.

❸ 방어 작용은 면역 작용으로 질병을 막아준다. ❹ 고삽(固澁) 작용은 새는 것을 막아준다. 즉 혈액, 땀, 대소변 등이 불필요하게 새는 것을 막아 정상적인 대사가 되도록 해주는 것을 의미한다. ❺ 영양 작용은 섭취한 음식물이 소화기의 대사를 거쳐서 에너지가 될 수 있도록 해준다.

《황제내경(黃帝內經)》에서 '精氣奪則虛(정기를 빼앗기면 허해지고), 正氣存內, 邪不可干(몸에 정기가 있으면 사기가 범할 수 없으며), 邪之所湊, 其氣必虛(사기가 모이는 곳은 필히 정기가 허하다.)'라고 했다. 《제병원후론(諸病源候論)》에서는 '積聚由陰陽不和, 臟腑虛弱(적취는 음양의 불화와 장부의 허약에서 유래한다.)'라고 했다. 기가 허약해지거나 기가 정상적으로 운행되지 않아서 기체(氣滯: 기가 통하지 않음), 기역(氣逆: 기가 역류함), 기함(氣陷: 기가 내려앉음), 기폐(氣閉: 기가 막힘)가 되면 신체에는 질병이 생길 수 있다.

현대 의학에서도 암의 원인을 내적인 원인과 외적인 원인으로 구분한다. 외적인 원인은 흡연, 스트레스(기체, 기함, 기폐), 오염 등이 있고, 내적인 원인으로는 유전 인자와 면역력을 꼽는다. 즉 신체 허약으로 면역력이 감소되면 발암 물질을 억제하지 못하기 때문에 발병할 수 있다는 것이다.

🎐 혈(血)

한의학(漢醫學)에서 혈액은 눈에 보이는 물질로 생명 유지에 있어 기초적인 물질이다. 혈액은 음식물과 체액으로 만들어졌고 간과 신장에서 조절되며 영양 작용이 있어 기를 만들어 실어 나르는 작용을 한다고 인식했다. 기와 혈액은 서로 공존하는 관계로 둘 다 정상적으로 대사가 되어야 건강하다고 볼 수 있다. 기는 혈액을 생성하여 순환하게 만들고, 혈액은 기를 만들기 때문이다.

기가 허약하면 혈액의 순환이 늦어져서 어혈이 형성될 수 있고, 혈액이 부족하면 기를 만들지 못해서 기를 허약하게 만든다. 또한 순환이 허약하여 정상적인 대사를 못하게 되어 질병이 발생한다. 암의 기본적인 병인은 기혈 부족과 기체어혈(氣滯瘀血)이라고 볼 수 있다.

🫖 정지실조(情志失調)

정지(情志)는 심리 상태를 의미하는데, 희(喜: 기쁨), 노(怒: 화냄), 우(憂: 근심), 사(思: 사고), 비(悲: 슬픔), 공(恐: 공포), 경(驚: 놀람)으로 구분한다.

《황제내경》에서는 '百病生於氣也, 怒則氣上, 喜則氣緩, 悲則氣消, 恐則氣下, 驚則氣亂, 思則氣結矣: 모든 병은 기에서 발생하는 것이다. 화내면 기가 상부로 가고, 너무 기뻐하면 기가 완만해지고, 슬퍼하면 기가 줄어들고, 무서우면 기가 아래로 내려가고, 놀라면 기가 혼란해지고, 생각을 많이 하면 기가 뭉친다.'라고 했다. 이 문장에서는 심리의 중요성을 함축해 놓았다고 볼 수 있다. 어떤 심리든 과도하면 일종의 스트레스로 작용하며 신체의 건강에 영향을 미친다고 인식했다.

《단계심법(丹溪心法)》에는 '氣血衝和, 萬病不生, 一有怫鬱, 諸病生焉. 故人身諸病多生於鬱'이라고 했다. 즉 기혈이 조화를 이루면 병이 발생하지 않지만, 기가 막히면 모든 병의 근원이 된다고 인식했다.

🫖 외사침입(外邪侵入)

외사(外邪)는 우주 공간에 존재하는 사기(邪氣: 나쁜 기운)를 말한다. 이 사기를 육음(六淫)이라고 하는데, 풍사(風邪), 한사(寒邪), 서사(暑邪), 습사

(濕邪), 조사(燥邪), 화사(火邪)로 구분한다. 이 사기는 자연계에 존재하는 날씨 혹은 물리적인 환경과 관련 있다. 신체가 건강하면 영향을 미치지 않겠지만 신체가 허약하거나 장기간 사기에 노출되면 음양의 불균형을 초래하여 질병으로 발전할 수 있다.

《영추》〈백병시생(百病始生)〉에서는 '積之所生, 得寒乃生, 蹶乃成積也(적은 한랭해도 생기고 넘어져도 생긴다.)'라고 했고, 《영추》〈구침론(九針論)〉에서는 '四時八風客於經脈之中, 爲瘤病者也(사계절에 팔방에서 불어오는 바람이 경맥에 들어가면 류가 된다)'라고 기록하고 있다. 《영추》〈자절진사(刺節眞邪)〉에서는 '虛邪日至於身也深, 寒與熱相搏, 久留而肉著, 邪氣居其間而不及, 發爲筋瘤… 腸瘤, 昔瘤(비정상적인 사기가 신체의 내부 깊은 곳에 침입해서 한과 열이 서로 싸움을 오래하면 사기가 그곳에 머물고, 바로 치료하지 않으면 근류… 장류, 석류가 된다)'라고 했다. 이 모두 외사가 적(積), 류(瘤)의 원인이 되는 것을 설명하는 것이다. 이를 통해 자연적인 기후, 물리적인 환경이 신체의 대사에 영향을 미치는 것을 이미 수천년 전에 인식했다는 것을 알 수 있다.

🫖 음식실조(飮食失調)

음식으로 인해 암이 유발될 수 있는 경우는 두 가지 방면으로 고려해 볼 수 있다. 첫 번째는 절식, 편식, 불규칙적인 식사 등으로 면역이 저하되어 암세포의 성장을 억제시키지 못하는 경우이고, 두 번째는 청결하지 못한 음식이나 해로운 음식으로 인해 암을 직접적으로 유발하는 경우이다. 음식은 생명을 유지시키는 근본이 되는 것으로 올바르게 섭취하지 않으면 각종 질병의 원인이 되는 것은 당연한 이치이다.

〈소문(素問)〉'생기통천론(生氣通天論)'에는 '因而飽食, 筋脈橫解, 腸澼

爲痔, 高粱之變, 足生於疔(과식하면 장관이 막히거나 설사하고 치질이 되기도 하며 고열량으로 섭취하면 몸에 종기가 발생한다)'이라고 했다. 또한 《금궤요략》〈금수어충금기병치 제이십사(禽獸魚蟲禁忌倂治 第二十四)〉에는 '穢飯, 餧肉, 臭魚, 食之皆傷人 … 六畜自死, 皆疫死, 則有毒, 不可食之(상한 음식을 먹거나 고기를 안 먹거나 상한 물고기를 먹으면 모두 사람을 상하게 하고, 스스로 죽은 육축은 모두 역병으로 죽은 것이니 모두 독이 있으므로 먹으면 안 된다.)'고 했다.

위의 문헌들을 근거해서 정리해보면 한의학(漢醫學)에서는 이미 수천 년 전부터 암의 원인에 대해서 인지하고 있었으며 인지한 원인 역시 현대 의학에서 인식하는 암의 원인과 유사하다고 볼 수 있다.

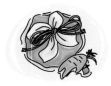

암의 병기(病機: 질병의 원인, 발전 상황, 변화의 원리)에 대한 인식

 기울조체(氣鬱阻滯: 기가 뭉쳐서 막힘)

기는 전신을 돌고 있으며 가지 않는 곳이 없다고 인식했다. 만약 한열실조(寒熱失調), 정지억울(情志抑鬱), 담습(痰濕), 어혈(瘀血) 등으로 기가 정상적으로 운행하지 않으면 기체(氣滯), 기울(氣鬱), 기역(氣逆), 기함(氣陷) 등의 병리적인 증상이 발현할 수 있다.

《황제내경》에서는 기는 혈액의 순환을 인도한다고 했다. 기가 통해야 혈액도 통하고, 기가 막히면 혈액 순환도 막힌다고 했다. 만약 기가 막힌 상태가 지속되면 어혈 증상이 발생하고, 국소 부위에 장시간 어혈되면 암이나 종류로 발전할 수 있다고 인식했다. 또한 '百病皆生於氣(모든 병은 모두 기에 달려 있다.), 喜怒不適 … 寒熱不時, 邪氣勝之, 積聚成瘤[희노(심리)와 한열(물리적인 환경)이 적합하지 않고, 사기가 강하면 적취가 류(瘤)가 된다.]'라고 했다.

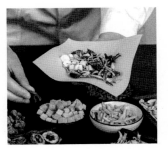

어혈(瘀血)

혈액도 기와 마찬가지로 항시 전신을 순환해야 한다. 혈액이 순환하지 않고 뭉쳐있는 것을 어혈이라고 하는데 그 원인이 몇 가지 있다.

❶ **기허어혈(氣虛瘀血)**: 기가 허약하여 혈액을 밀어주지 못하면 순환 장애를 유발하여 어혈이 초래된다.

❷ **기체어혈(氣滯瘀血)**: 기가 막혀서 돌지 않으면 혈액도 돌릴 수 없어서 어혈을 초래한다.

❸ **혈한어혈(血寒瘀血)**: 혈액이 차면 혈액의 점도가 높아지고 굳어져서 어혈을 유발한다.

❹ **혈열어혈(血熱瘀血)**: 대기의 온도가 높거나 체온이 높아서 땀을 많이 배출하면 수분이 부족하여 혈액의 농도가 높아지므로 어혈을 유발한다.

❺ **외상어혈(外傷瘀血)**: 외상으로 인해서 피하에 출혈이 생긴 것으로 외상이 심하면 몰려온 혈액이 바로 빠져 나가지 않아서 어혈이 형성된다.

❻ **출혈어혈(出血瘀血)**: 외상이 아니라 비장이 허약하거나 간이 혈액을 보관하지 않아 발생하는 체내 출혈로 어혈이 발생한다.

❼ **담탁어혈(痰濁瘀血)**: 담(痰)이 기와 경락의 순환을 막아서 혈액이 순환되지 않아서 어혈이 발생한다.

일시적으로 발생한 소량의 어혈은 단시간에 없어지겠지만 국소 부위에 장기간 어혈되어 순환 장애가 있으면 영양 장애, 노폐물 배출 장애, 저온을 유발하여 암이나 종류로 발전할 가능성도 있다.

🫖 담음응집(痰飮凝集)

담(痰)과 음(飮)은 대사 장애로 인해 만들어진 병리적인 물질이다. 이 물질은 한번 만들어지면 질병의 원인이 되고, 장기(臟器)의 기능에 영향을 미친다.

고대 한의학(漢醫學) 이론에 의하면 습이 모이면 물이 되고, 물이 모이면 음(飮)이 되고, 음이 응집되면 담(痰)이 된다고 했다. 혼탁하고 끈끈하면 담이고, 맑으면 음이라고 한다. 담은 가래와 같이 형태가 있는 것과 형태가 없는 것으로 인식했다. 그래서 이상한 질병의 원인은 무형의 담이라고 인식했다.

담음(痰飮)으로 인한 질병의 발전 상황은 아래와 같다.

❶ 담음은 경락과 기혈의 순환을 방해한다. 만들어진 담음은 피부, 경락, 장기 등 가지 않는 곳이 없고, 담음이 머무는 곳에는 기혈의 순환 장애가 유발되어 병변을 초래한다.

❷ 국소 부위에 담음이 장기간 머물러서 순환 장애가 있으면 적취(積聚)로 발전할 수 있다.

❸ 담과 열이 뭉치면 나력(瘰癧: 임파선 결핵), 령류(癭瘤: 갑상선류), 담핵(痰核: 혹)이 만들어진다.

🫖 열독온결(熱毒蘊結)

열독은 양사(陽邪)로 외부에서 화사(火邪)가 침입하여 생긴 것도 있지만 체내에서 열독이 생성된 것도 있다. 기(氣)가 뭉쳐서 오래되면 열이 발생하기도 하고, 기혈이 순환하지 않고 장기간 뭉쳐 있어도 열독이 생성된다고 인식했다. 열독이 장부, 경락에서 오랫동안 머무르게 되면 그 조직에 기혈 부족, 기체어혈이 생겨서 정상적인 대사를 못하여 적취, 류(瘤), 암이 형성되는 것이다.

 정기허약(正氣虛弱)

《황제내경》에서 '正氣存內, 邪不可干(정기가 체내에 있으면 사기가 범할 수 없다)'이라고 했다. 신체 내부에는 정기와 사기가 상호 투쟁하며 공존하고 있다. 만약 정기가 허약하여 방어 능력이 감소하면 사기의 기운이 왕성해져서 질병으로 발전한다.

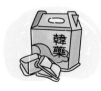

암의 치료법에 대한 인식

 청열해독법(清熱解毒法)

　암은 열독이 있는 경우가 많다. 특히 중, 말기에 환부에 작열감, 발열, 홍종(紅腫)이 있고 전신에도 발열감, 구강 건조, 변비 등의 증상이 있는 경우가 많다. 현재 임상에서 자주 사용하는 항암 한약(漢藥) 중에는 청열해독약이 많다. 기가 뭉쳐 오래되면 열독이 생겨서 암으로 발전한다고 보는 경우가 많기 때문이다. 고대로부터 청열해독 작용이 있다고 인식한 한약(漢藥)에는 항암 작용이 있는 약들이 많은 것으로 밝혀졌다.

　임상에서는 토복령, 대혈등(大血藤), 반지련, 백화사설초, 산자고, 중누, 용규, 사매(蛇苺), 동능초(冬凌草), 백영, 백굴채, 마변초, 고삼, 황연, 포공영, 패장초, 우방자, 호장, 어성초, 종절풍(腫節風), 광두근(廣豆根), 묘인삼(猫人蔘) 등을 자주 사용한다.

🫖 활혈거어법(活血祛瘀法)

한의학(漢醫學)에서 어혈은 암의 원인 중 하나이고, 또한 암 자체가 어혈이라고 인식했다. 어혈은 좁은 의미로는 피하 출혈, 순환 장애로 인식하지만 넓은 의미로는 비대, 종괴, 류(瘤), 암 등도 어혈이라고 인식했다. 활혈거어법은 임상에서는 연견산결(軟堅散結: 딱딱하고 뭉친 것을 풀어줌)의 효능이 있는 약과 혼합해서 자주 사용한다.

자주 사용하는 약재로는 서장경, 도인, 왕불유행, 토별충, 골쇄보, 반모, 천산갑, 아출, 삼능, 석견천(石見穿), 천산용(穿山龍), 수화홍자(水花紅子), 능소화(凌霄花), 대혈등(大血藤) 등이 있다.

🫖 화담산결법(化痰散結法)

화담은 가래를 삭히는 것을 의미하고, 산결은 뭉친 것을 없애는 것을 의미한다. 암이나 종류는 담열(痰熱)이나 담어(痰瘀)로 생성된 병증이 많으므로 임상에서는 이 방법에 활혈거어약이나 청열해독약, 이기약을 가감해서 자주 사용한다. 임상에서 자주 사용하는 약은 반하, 하고초, 우방자, 절패모, 와릉자, 해조, 곤포, 모려, 괄루, 황약자, 해부석, 묘조초(猫爪草), 별갑, 백겨자 등이 있다.

🫖 이기산결법(理氣散結法)

암이나 종류의 기본적인 병기는 기허와 기체(氣滯)라고 볼 수 있다. 그래서 암을 치료할 때 항암 작용이 없더라도 이기약을 배합해서 많이 사용한다. 기가 막히면 어혈을 초래할 수 있고 담습도 뭉쳐서 막힐 수 있기 때문이다. 또한 기체가 오래되면 적취가 발생할 수 있고 열이 발생하며 그 열이 담, 어혈과 뭉쳐서 종괴가 만들어질 수 있다고 인식하기 때문이다.

임상에서는 불수, 향연, 녹악매(綠顎梅), 팔월찰(八月札) 등을 자주 사용한다. 그외에 시호, 진피, 지실, 향부, 목향, 울금 등을 배합해서 약효를 증강시킨다.

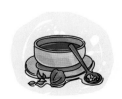 부정거사법(扶正祛邪法)

이 방법은 정기(正氣)를 도와서 사기를 물리치는 방법이다. 암과 종류(肿瘤)의 병인(病因)으로 최고 중요한 것은 유전적인 원인이라고 볼 수 있다. 즉, 신체가 허약하여 암이나 종류 세포의 발전을 억제시키지 못해서 유발했다고 볼 수 있다. 암이나 종류 치료 시 기혈을 보하면 병을 치료하거나 병이 발전하는 것을 억제하는 효능이 있다. 기와 혈은 서로 공존하는 관계이므로 같이 보해주면 효능을 높일 수 있다. 항암 작용이 있는 보약은 인삼, 황기, 백출, 귀판, 별갑, 영지, 당귀, 맥문동, 백작약 등이 있다.

처방 시 고려 사항

 음양에 따라 배합

　한의학(漢醫學)적으로 봤을 때 건강하다는 것은 음양의 균형이며 반대로 그 균형이 깨진다면 건강하지 않다고 볼 수 있다. 그러므로 한약 처방에 있어 최고 근본이 되는 이론은 음양이므로 암 치료도 음양 이론에 근거해서 처방해야 한다. 암 치료에 있어 청열해독, 활혈산결법을 많이 사용하는데, 음양적인 변증없이 이 처방만 장기간 투여하면 신체의 균형이 깨져 도리어 병을 악화시킬 수 있다. 한의학(漢醫學) 이론에 의하면 陰盛則寒, 陰盛則陽病(음의 기운이 강하면 춥고, 음의 기운이 강하면 양에 병이 생긴다), 陽盛則熱, 陽盛則陰病(양의 기운이 강하면 덥고, 양의 기운이 강하면 음에 병이 생긴다), 陽虛則寒(양기가 허약하면 차고), 陰虛則熱(음기가 허약하면 덥다)이라고 했다. 양기가 강하고 음기가 허약하면 체내에 열이 있는 것이다. 이때 계속해서 열성 보약만 사용하면 체내 진액이 고갈되어 도리어 허약해질 수 있다. 반대로 음이 강하고 양기가 부족해서 몸이 냉한데 청열해독약을 많이 사용하면 몸이 더 냉해져서 병증을 더 악화시킬 수 있다.

청열해독약을 처방할 때에는 따뜻한 약을 적절히 배합함으로써 몸이 냉해지는 것을 막을 수 있고 약효 또한 상승시킬 수 있다. 청열약의 찬 성질을 완화시키기 위해서 자주 사용하는 약은 육계, 생강, 계지, 오수유, 소회향, 고량강 등이 있다. 반대로 열이 있는 병증에는 청열해독약과 음을 보하는 약을 배합해야 한다. 이때 자주 사용하는 한약은 맥문동, 생지황, 사삼, 옥죽, 여정자, 한련초, 황정 등이 있다.

🫖 보약을 적절히 배합

암의 원인은 여러 가지가 있지만 궁극적으로는 신체 허약이라고 볼 수 있다. 그러므로 각 암증에 맞게 보약을 적절하게 배합함으로써 약효를 향상시킬 수 있다. 배합 시 각 오장오부와 오관(五官), 오체(五體)에 맞게 배합하면 된다.

예를 들어 뇌나 뼈는 신장에 속하므로 그곳에 암증이 있으면 보신약(補腎藥)을 배합하고, 비강암이나 피부암에는 폐를 보하는 약을 배합한다. 그리고 항암 치료로 빈혈 증상이 있으면 보혈약을 배합하고 설사 증상이 있으면 비장을 보하는 약을 배합한다.

어떤 암이든 기혈을 보하는 약을 적절히 배합하면 체력과 면역이 증강되어 병증 회복에 도움을 줄 수 있다. 그러나 청열해독을 목적으로 처방했을 때 몸을 따뜻하게 하는 보약을 더 많이 배합하면 그 목적이 소실될 수 있으므로 약의 양을 적절히 조절해야 한다.

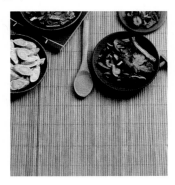

🫖 이기산결약(理氣散結藥)의 배합

기체어혈(氣滯瘀血)은 모든 암의 병기(病機) 중의 하나라고 볼 수 있다. 그러므로 모든 암증에서는 이기산결약을 배합하면 효능을 증강시킬 수 있다. 황제내경에 '通則不痛, 不通則痛(통하면 병이 없고, 안 통하면 병이 생긴다.)'이라는 말이 있다. 암증은 기나 혈액이 통하지 않아 뭉쳐서 생긴 것이므로 그것을 풀어주는 약을 배합함으로써 약효를 증강시킬 수 있고 통증 또한 완화시킬 수 있다.

이기약으로는 진피, 청피, 지실, 팔월찰, 녹악매, 불수, 향원, 빈낭 등을 자주 사용하고, 산결약으로는 반하, 절패모, 별갑, 하고초, 해조, 곤포, 와릉자, 모려 등을 자주 사용한다.

🫖 선천지본약(先天之本藥)과 후천지본약(後天之本藥)의 배합

선천지본약은 신장을, 후천지본약은 비장을 보하는 약을 의미한다. 선천지본약은 유전적인 체질 개선에 도움을 주고, 후천지본약은 면역을 향상시키는 작용이 있다. 두 가지를 증강시킴으로써 약효를 향상시킬 수 있는 것이다. 양의학적인 항암 치료 전후에 이 두 가지 약을 투여하면 부작용을 줄일 수 있을 뿐만 아니라 약효도 증강시킬 수 있다.

선천지본의 약으로는 녹용, 두충, 토사자, 보골지, 숙지황, 산수유, 황정, 여정자, 한련초, 귀판, 별갑 등을 자주 사용하고, 후천지본의 약으로는 황기, 인삼, 백출, 복령, 산약, 대조 등을 자주 사용한다.

암 치료 시 유의 사항

 청열해독약의 과도한 사용 금지

암 치료 시 청열해독약을 대량으로, 혹은 장기간 사용하는 경우가 많은데, 이 약들은 정기(正氣)와 장기(臟器)의 기운을 약화시킬 수 있다. 정기와 장기의 기운이 허약해지면 도리어 암세포의 성장을 촉진시킬 수 있다. 특히 정기가 허약한 암 환자는 먼저 정기와 장기의 기운을 강화시킨 후 청열해독약을 사용하거나 부정거사법(扶正祛邪法)으로 치료해야 한다. 황기, 인삼, 영지, 별갑, 동충하초, 백작약, 백출 등은 보약에 속하지만 항암 작용이 있어서 청열해독약과 배합해서 많이 사용한다.

 활혈약 사용 시 주의

암이 중, 말기가 되면 혈액 응고 인자가 부족해서 출혈의 위험성이 있는 경우가 많다. 활혈약(活血藥)이나 산결약(散结藥)을 항암 목적으로 자주 사용하는 경우가 있는데, 이 약들은 혈액을 용혈시키는 작용이 있으므로 출혈 경향이 있는 병증에는 유의해서 사용해야 한다. 아출, 단삼, 수질, 도인, 능소화, 오공 등은 항암 작용이 있으면서 용혈 작용이 있으므로 대량으로, 혹은 장기간 사용할 때는 혈소판이나 혈액 응고 인자의 수치를 확인한 후 투여해야 한다. 특히 간암 환자, 수술 시 항혈전약을 대량으로 사용한 환자, 고혈압으로 아스피린 등을 장기간 복용한 환자 등도 유의해서 사용해야 한다.

🫖 간과 신장 기능에 유의

항암 작용이 있는 한약(漢藥) 중에는 간, 신장에 영향을 주는 것들이 있다. 항암 치료로 인해서, 혹은 간암, 신장암으로 인해서 간과 신장의 기능이 나빠져 있으면 이런 약들을 함부로 사용해서는 안 된다. 두 장기의 기능이 좋지 않은 상태에서 대량으로 사용하면 바로 간부전이나 신부전을 유발할 수 있다.

이런 약들을 사용할 때는 사용 전후에, 혹은 2~3일간 투여한 후에 바로 간이나 신장의 기능 검사해서 독성 반응 상태를 알아봐야 한다. 만약 간이나 신장의 기능에 문제가 있으면 투약을 중지하고 두 장기의 기능을 향상시키는 약을 먼저 투여해야 한다.

🫖 양의학의 항암 치료와 병용

양의학적으로(방사선 치료, 약물 치료) 항암 치료 시 많은 부작용(발한, 피로, 식욕 부진, 대변 이상, 빈혈, 불면증 등)을 유발한다. 치료 전후나 혹은 치료 기간에 양한방을 동시에 투여하면 시너지 효과를 낼 수 있고 부작용도 줄일수 있다. 이때 필히 심장, 간, 신장, 혈액 응고 인자 등의 상태를 고려한후 투여해야 하고, 항암약의 부작용과 한약의 부작용도 예측한 후 투여해야 독성의 부작용을 최소화할 수 있다.

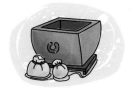

2

상용하는 항암약

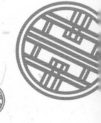

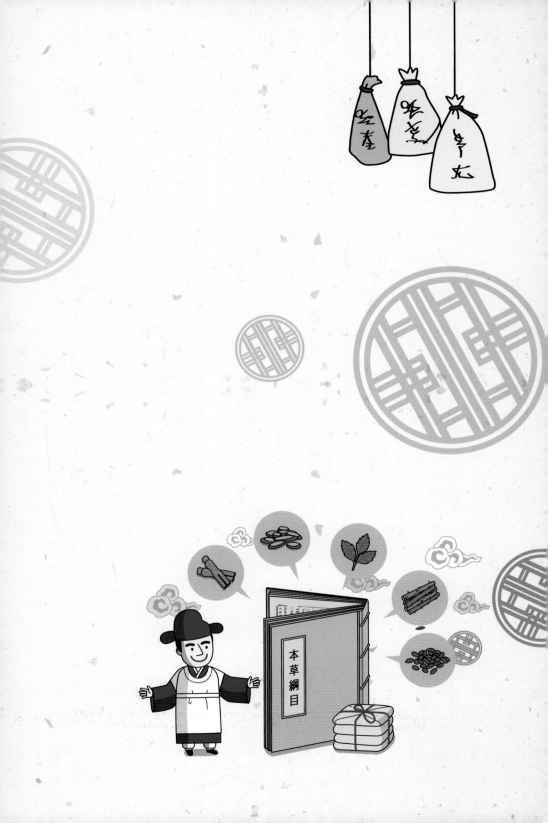

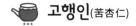 **고행인**(苦杏仁)

Prunus armeniaca L. var. ansu Maxim.

✿ 약재 개요

장미과에 속한 낙엽 교목 식물인 살구와 요행(遼杏), 시베리아 살구의 익은 종자이다. 성미는 고(苦), 미온(微溫)하고, 독(毒)이 약간 있다. 폐(肺), 대장(大腸)에 귀경하고, 지해평천(止咳平喘), 윤장통변(潤腸通便)의 효능이 있어 기침, 천식, 변비 등의 병증에 사용한다.

✿ 임상 응용

❶ 인후암 임파 전이 치료

방약: 적작약, 천패모, 행인, 생포황, 오령지, 토별충, 천산갑, 단삼, 전괄루(全栝蔞), 전당귀, 유향, 몰약을 가감해서 탕약으로 복용하고, 약 찌꺼기는 환부에 도포한다.

이 방법으로 6년간 50여 첩을 투여하고 검사한 결과 암이 재발하지 않았다.[1]

❷ 폐암 치료

방약1: 마황, 행인, 생석고, 감초, 소엽, 백지, 전갈, 오공, 진피, 반하, 백출, 복령, 황금, 어성초, 괄루 등을 배합하여 항암 치료와 같이 2개월간 투여한 결과 증상이 현저하게 호전했고, 암의 종괴가 축소되었다.[2]

방약2: 괄루, 천궁, 울금, 맥문동, 옥죽, 천패모, 황정, 황기, 강황, 백화사설초, 계내금, 반하, 산사(焦), 신곡(焦), 맥아(焦), 의이인, 택사, 팔월찰, 고삼, 행인, 백과를 가감하여 1년간 투여한 결과 증상이 현저하게 경감했고, CT상에서 종괴가 더 커지지 않았다.[3]

❸ 말기암 치료

방약: B17(행인 추출물)을 두 가지 방법으로 투여한다.

- 0.1~1.2g을 매일 1~3회씩 투여하고, 동시에 비타민A 25000U, 비타민E 10mg을 투여한다.
- 3~6g을 포도당에 용해해서 매일 1회 정맥 주사한다. 보고에 의하면 이 방법으로 말기 폐암, 식도암 환자 34명을 치료한 결과 암의 크기는 변화가 없었으나 환자의 증상은 정도가 다르게 호전했고, 통증 경감, 암성 흉수 억제의 효과는 양호했다.[4]

✿ 용법 용량

일반적으로 3~12g을 사용하고, 독이 있어 후하(後下)한다. 독이 약간 있기 때문에 대량을 복용해서는 안 되며 노인, 임산부, 영아는 신중하게 투여한다.

✿ 독성 연구

행인은 정맥 주사보다 경구 내복하면 더 위험한데, 위장에서 시안화 수소(hydrogen cyand) 성분이 생성되기 때문이다. 행인을 대량으로 투여할 시에는 주의하고 소아는 특히 주의해야 한다. 음허(陰虛) 기침, 설사, 대량 출혈자에게는 사용을 금한다. 과다 복용으로 중독되면 어지러움, 두통, 오심, 구토, 심계(心悸)가 발생하고 심지어 호흡 부전으로 사망할 수도 있다.

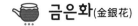
금은화(金銀花)

Lonicerae Flos

약재 개요

인동과(忍冬科)에 속한 관목인 인동의 꽃봉오리이다. 성미는 감(甘), 한(寒)하고, 폐(肺), 위(胃), 대장(大腸)에 귀경한다. 청열해독(淸熱解毒)의 효능이 있어 발열, 설사, 농혈변, 장염, 각종 종기 등의 병증에 사용한다.

임상 응용

❶ 간암 치료

방약: 북사삼, 구기자, 산약, 저령, 복령, 의이인, 황금, 청호, 인진, 금은화, 시호(醋炒), 팔월찰, 묘조초, 산자고, 백화사설초, 삼엽청(三叶靑), 금전초, 치자, 섬서피(蟾蜍皮) 등을 배합하여 2개월간 투여한 결과 황달, 복수, 식욕 부진 등 각종 증상이 현저하게 호전되었다.[1]

❷ 유선암 치료

방약: 금은화 60g, 왕불유행 30g, 묘안초(猫眼草) 30g, 자금정 15g, 빙편 15g을 분말로 만들어 매회 1.5~3g씩 매일 4회 복용한다.[2]

❸ 대장암 수술 후 치료

방약: 의이인, 행인, 백구인, 반하, 후박, 곽향, 포공영, 토복령, 황백, 원호색, 산사(焦), 신곡(焦), 맥아(焦), 금은화, 적작약, 단피, 백화사설초, 중누, 용규, 황기, 사삼 등을 배합하여 항암 치료와 같이 3년간 투여한 결과 증상이 현저하게 경감했다.[3]

✿ 용법 용량

일반적으로 6~12g을 사용하고, 중증에는 30~60g을 사용한다.

✿ 독성 연구

수전액은 동물 실험에서 특이한 독성 작용이 발생하지 않았다.

금은화 침출물을 쥐, 토끼, 개 등의 위장에 투여한 결과 호흡, 혈압, 소변량 등에 특별한 변화가 없었다. 쥐의 피하에 주사한 결과 LD50은 53g/kg이었다. 이소클로로겐산(isochlorogenic acid) 성분은 과민 반응을 유발했으나 경구 투여로는 발생하지 않았다.

 능소화(凌霄花)

Campsis grandiflora(Thunb.) K. Schum

✿ 약재 개요

꿀풀목과의 능소화 꽃과 뿌리를 건조한 것이다. 성미는 감(甘), 산(酸), 한(寒)하고, 간(肝), 심포(心包)에 귀경한다. 꽃은 량혈화어(涼血化瘀), 거풍(祛風)의 효능이 있어 생리불순, 폐경, 자궁근종, 산후 유방종대, 알러지, 가려움증, 여드름 등의 병증에 사용한다. 뿌리는 활혈산어(活血散瘀), 해독소종(解毒消腫)의 효능이 있어 타박상, 골절, 탈수, 관절통, 급성 위장염 등의 병증에 사용한다.

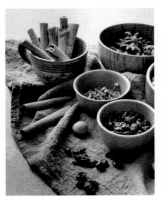

❀ 임상 응용

❶ 췌장암 치료

방약: 태자삼 15g, 백출 15g, 토복령 30g, 연자육 10g, 연수(蓮鬚) 20g, 용규 30g, 천산갑 10g, 수질 3g, 능소화 15g, 생포황 10g, 백지 10g, 로봉방 3g 등을 배합하여 치료한 결과 증상이 완화되고 암조직이 축소되었다.[1]

❷ 간암 치료

방약: 시호, 생지황, 백선피, 저령, 복령, 지부자, 능소화, 정력자, 선학초, 포공영, 석견천, 석류피, 반지련 등을 배합해서 장기간 간헐적으로 복용한 결과 종괴와 복수가 소실했고 증상이 안정적이었다.[2]

❀ 용법 용량

일반적으로 5~9g을 사용한다.

❀ 독성 연구

능소화는 독은 없지만(어떤 학자는 독이 있다고 주장) 임산부가 복용하면 유산될 수 있고, 어린이가 장시간 향을 맞으면 뇌를 손상시킨다고 한다. 또한 꽃가루가 눈에 들어가면 강한 자극이 있고 충혈된다고 한다.

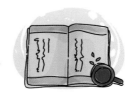

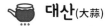 **대산**(大蒜)

Allium sativum L.

✿ 약재 개요

백합과에 속한 여러해살이 초본 식물(草本植物)인 마늘의 뿌리이다. 성미는 신(辛), 온(溫)하고, 비(脾), 위(胃), 폐(肺)에 귀경한다. 해독소종(解毒消腫), 살충(殺蟲)의 효능이 있어 폐결핵, 간헐성 경련성 기침(頓咳), 이질, 설사, 구충, 요충 등의 병증에 사용한다.

✿ 임상 응용

❶ 세균성 간낭종 치료

방약: 마늘 200~400g, 망초 100~200g을 분쇄하여 니(泥)로 만들어 4~5층의 기름종이에 싸서 우측 상복부에 붙이고 탄력 붕대로 감아준다. 격일로 1회 교환해주고, 동시에 항생제를 투여한다. 이 방법으로 다발성 세균성 간낭종 환자 18명을 치료한 결과 17명은 완치, 1명은 담도(膽道) 폐쇄로 인해 수술했다.[1]

❷ 말기 암 치료

방약: 마늘 주사약(ml당 생약 2~5g 함유), 매회 2~5ml, 매일 2회 근육 주사한다. 보고에 의하면 이 방법으로 본병 환자 76명을 치료하고 그중 54명을 분석한 결과 27명 유효, 6명 현저한 효과, 1명 임상 완치였다.

비인후부(鼻咽喉部) 인상(鱗狀) 세포암, 임파 상피암, 폐소세포성(肺小細胞性) 미분화암, 분문 인상 세포암, 위선암(胃腺癌)이 비교적 민감했다.

이 방법으로 비인후부암(鼻咽喉部癌) 환자 21명을 치료한 결과 종괴(腫

塊)가 축소했고, 9명은 임상 증상이 소실했다는 보고가 있다.

✿ 용법 용량

일반적으로 5~10g을 사용한다. 마늘을 환부에 도포하면 피부 발적, 작열감이 있고 수포를 형성하기 때문에 장시간 도포하지 말아야 하며 임신부에게는 권장하지 않는다.

✿ 독성 연구

쥐의 피하와 복강에 주사한 결과 LD50은 12.5g/kg이었고 경구 투여는 15.1g/kg이었다. 1, 5, 10mg/kg을 동물에게 투여한 결과 심장, 뇌, 간, 신장, 폐의 병리학적인 검사에서 이상이 발견되지 않았다.

대산은 국소에 자극성이 있다. 동물이나 인간의 적혈구에 접촉하면 흑갈색으로 변하고 고농도에서는 적혈구가 용해된다. 대산의 휘발 성분은 토끼의 혈당을 감소시키고 인간의 위액 분비를 억제시키며 심지어 빈혈까지 유발했다. 위염, 위, 십이지장 궤양 환자는 복용 시 주의해야 한다. 혈관 주사 시에는 자극적인 통증이 있고 심근에 허혈이 가중될 수 있으며 정맥염을 일으킬 수도 있다.

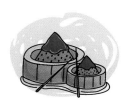

🫖 대혈등(大血藤)

Sargentodoxa cuneata Rehd.

❀ 약재 개요

목통과 식물인 대혈등의 줄기를 건조한 것이다. 성미는 고(苦), 평(平)하고, 대장(大腸), 간(肝)에 귀경한다. 청열해독(淸熱解毒), 활혈(活血), 거풍(祛風), 지통(止痛)의 효능이 있어 화농성 장염, 각종 종기, 타박상, 생리통, 풍습관절통 등의 병증에 사용한다. 홍등(紅藤)이라고도 한다.

❀ 임상 응용

❶ 대장암 치료

방약1: 태자삼, 백출, 복령, 석곡, 팔월찰, 소엽, 대혈등, 야포도등, 산약, 의이인 등을 배합하여 대장암 수술 후 항암 치료 기간 중에 투여한 결과 각종 증상이 완화했다.[1]

방약2: 태자삼, 백출, 복령, 석곡, 토사자, 보골지, 오미자, 팔월찰, 대혈등, 발계, 야포도등, 의이인, 황연 등을 가감하여 대장암 수술 후 장기간 투여한 결과 증상이 호전했고 전이가 발견되지 않았다.[2]

❷ 결장암 치료

방약: 태자삼, 백출, 복령, 후박, 백두옹, 패장초, 대혈등, 등리근, 팔월찰, 의이인, 천산갑, 백화사설초 등을 배합하여 6년간 투약했고, 동시에 항암 치료를 2회 실시한 결과 초음파상에서 암이 발견되지 않았다.[3]

❀ 용법 용량

일반적으로 9~15g을 사용한다.

❀ 독성 연구

특별히 보고된 바가 없다.

 ## 동능초(冬凌草)

Rabdosia rubescens(Hemsl.) Hara

❀ 약재 개요

꿀풀과에 속하는 동능초의 지상 부위를 건조한 것이다. 성미는 고(苦), 감(甘), 미한(微寒)하고, 폐(肺), 위(胃), 간(肝)에 귀경한다. 청열해독(淸熱解毒), 활혈지통(活血止痛)의 효능이 있어 인후종통, 각종 종괴, 뱀 교상 등에 사용한다.

❀ 임상 응용

❶ 식도암 치료

방약1: 생황기, 당삼, 당귀, 창출, 백출, 아출, 반하, 사육곡, 모려, 천산갑, 동능초 등을 배합하여 50첩을 복용한 결과 양호한 효능이 있었다.[1]

방약2: 대자석, 복령, 선복화, 동능초, 강반하, 황연, 아출, 사인, 생황기 등을 배합하여 40여 첩을 투여한 결과 증상이 많이 호전했다.[2]

✿ 용법 용량

일반적으로 30~60g을 사용한다.

✿ 독성 연구

독성에 대해서 특별히 보고된 바는 없다. 소수 환자는 복용 후 복부 팽만, 장명(腸鳴), 대변 증가의 증상이 출현했고, 추출물을 대량으로 주사한 결과 구진 마비, 구토, 어지러움, 눈물 등의 증상이 출현했다는 보고가 있다.

🍵 동충하초(冬蟲夏草)

Cordyceps sinensis(Berk.) Sacc.

✿ 약재 개요

맥각균과(麥角菌科)에 속한 동충하초균이 박쥐나방에서 자란 유충(幼蟲)의 사체이다. 성미는 신(辛), 온(溫)하고, 신(腎), 폐(肺)에 귀경한다. 보신양(補腎陽), 익정혈(益精血), 보폐기(補肺氣), 지혈화담(止血化痰), 지해평천(止咳平喘)의 효능이 있어 발기부전, 유정(遺精), 요퇴산통(腰腿痠痛), 기침, 천식, 혈담(血痰) 등의 병증에 사용한다.

✿ 임상 응용

❶ 만성 악성 종류(腫瘤) 치료

방약: 청해 동충하초C3-4 균사체를 배양하여 0.33g의 캡슐에 넣어

매일 3회, 매회 3알, 연이어 2개월간 투여한다. 이 방법으로 36명의 악성 종류 환자에게 보조 치료제로 사용한 결과 면역을 증강시키고 증상을 개선시켰다.[1]

❷ 폐암 치료

방약: 동충하초 균사체를 캡슐에 넣어 매일 8알, 매일 3회, 30일을 1회 치료 기간으로 투여한다. 이 방법으로 폐암 환자 50명을 치료한 결과 2~4회 치료 기간으로 국소 병변 소실자는 2명, 병변 부위의 50% 이상 축소자는 6명, 50~25% 축소자는 15명, 병변 부위의 증대(增大)나 축소가 25% 이하인 자는 9명, 25% 이상 증대자는 1명, 증상 개선자는 17명이었다.[2]

❸ 혈액병 치료

방약: 동충하초를 캡슐에 넣어 매회 4알, 매일 3회 복용한다. 이 방법으로 혈액병 33명 중 백혈병 12명은 복용 후 10명이 정상으로 회복했고, 헤모글로빈 감소자 12명 중 10명이 정상으로 회복했다. 혈소판 감소자 11명 중 10명은 정상으로 회복, 재생불량성 빈혈 환자 6명은 복용 후 혈소판, 백혈구, 헤모글로빈이 현저하게 증가했다.[2]

⊛ 용법 용량

일반적으로 5~15g을 사용한다.

⊛ 독성 연구

동충하초를 주사약으로 만들어 쥐의 복강에 주사한 결과 LD50은 27.1g/kg이었다. 처음에는 억제되는 중독 증상을 유발하고, 나중에는 흥분하며 경련과 호흡 마비로 사망했다.

한지련, 자초, 태자삼, 백출 등을 배합하여 항암 치료와 같이 6개월간 투여한 결과 증상이 현저하게 호전되었다.[7]

❽ 신장암 수술 후 치료

방약: 복사삼, 남사삼, 맥문동, 천문동, 태자삼, 황기, 별갑, 구기자, 여정자, 한련초, 산자고, 종절풍, 누로(漏蘆), 묘조초, 선학초, 의이인, 로봉방, 토복령, 반지련, 백화사설초, 택칠, 용규, 비해 등을 배합하여 방사선 치료와 같이 2개월간 투여한 결과 양호한 효능이 있었다.[8]

❾ 방광암 수술 후 치료

방약: 당삼, 토복령, 백출, 황기, 산수유, 산약, 숙지황, 단피, 택사, 상표소, 두충, 합환피, 산조인, 자석, 로봉방, 포황, 용규, 사매(蛇莓), 백영, 금전초, 해금사, 고삼, 백모근, 섬서피(蟾蜍皮), 구맥, 편축, 대자석, 목통 등을 배합하여 수술 후 항암 치료와 같이 3개월간 투여한 결과 증상이 현저하게 개선되었다.[9]

❀ 용법 용량

일반적으로 6~12g을 사용한다. 중독 초기에는 식욕 부진, 피로, 오심, 구토 등이 발생하고 이어서 두통, 요통, 사지 부종, 핍뇨 등의 부작용이 발생한다.

❀ 독성 연구

쥐의 정맥 주사에서 LD50은 12.00±0.38g/kg이고, 피하 주사의 LD50은 33.33±2.318g/kg이었다. 토끼, 고양이에게 0.1g/kg의 봉방유(蜂房油)를 투여한 결과 급성 신장염을 유발했다.

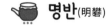 **명반**(明礬)

Alunite

🔆 약재 개요

유산염류 광물인 명반석(明礬石)의 제련품(製鍊品)이고 황산 알루미늄을 함유하고 있다. 성미는 산(酸), 한(寒)하고, 폐(肺), 간(肝), 비(脾), 위(胃), 대장(大腸)에 귀경한다. 청열해독(淸熱解毒), 살충지양(殺蟲止痒), 지혈지사(止血止瀉), 조습거담(燥濕祛痰: 습을 건조시키고, 담을 없앰)의 효능이 있어 종기, 옴(疥癬), 습진(濕疹), 가려움증 등의 병증에 사용한다.

🔆 임상 응용

❶ 간암성 통증 치료

방약: 명반, 웅황, 청대, 망초, 유향, 몰약 각 60g, 혈갈 30g, 빙편10g의 분말을 매회 30~60g씩, 식초나 저담(猪膽)에 혼합해서 통증 부위에 도포하고, 매일 1회 교환해준 결과 양호한 진통 효과가 있었다.[1]

❷ 각종 암 치료

방약1: 고반 분말 9g, 백식초 180g을 수전하여 1회에 복용하고, 매 5일마다 1회 복용한다. 이 방법으로 1명의 위암 환자를 치료한 결과 X선상에서 완치되었다.[2]

방약2: 고반 18g, 산자고 18g, 비상(砒霜) 9g, 사향 0.9g을 분말로 만들어 미분(米粉)을 소량 첨가하여 T자 형태로 좌약(길이 1~1.5cm, 직경 0.1cm)을 만들어 건조한 후 사용한다.

이 방법으로 자궁경부암 환자 11명을 치료한 결과 모두 임상 완치 표

준에 도달했고, 자각 증상 소실, 국소 종대(腫大) 소실, 주위 침윤 증상
이 소실했다. 질내 세포학적인 검사를 3회 실시한 결과 모두 음성이었
고, 조직 검사, 병리 검사에서도 음성이었다.[3]

방약3: 백반, 홍화 각 6g, 와송 30g을 수전하여 환부를 훈증한 후 다
시 30~60분간 세척한다. 매일 1~2회 실시하고, 1첩으로 3~4일간 사
용한다. 동시에 북사삼, 석곡, 태자삼, 여정자, 백작약, 금은화, 복령 각
20g, 한련초, 당삼 각 30g, 흑목이(黑木耳) 6g을 수전하여 1일 1첩을 복
용한다.

이 방법으로 자궁경부암 환자를 치료한 결과 양호한 효능이 있었
다.[4]

방약4: 백반, 담석(膽石), 자석, 단사, 웅황 각 30g을 승화법(昇化法)으
로 72시간 단(煅)한 후 사용한다.

❶ 종류가 편평하면 상부에서 약을 도포하고, ❷ 종류가 높고 뿌리
가 작으면 아래부터 도포하고 ❸ 종류가 괴사, 액화가 있으면 삽입하여
점진적으로 크게 구멍을 만든다. 매일 혹은 격일제로 약을 교환해주고
종류 조직이 괴사하여 탈락할 때까지 실시한다.

이 방법으로 피부 종류 환자 16명을 치료한 결과 평균적으로 2개월
간 입원 치료 후 10명 완치, 6명 호전이었고 부작용은 없었다.[5]

❸ 신장 낭종(囊腫) 치료

방약: 명반 3g을 생리식염수 100ml에 넣어 고압 살균한 후 주사기로
낭액을 뺀 만큼 약액을 주입한다. 연이어 2~3회 반복 실시하고 매회
3~5분간 휴식한다. 이 방법을 낭액이 나오지 않을 때까지 실시한다.

이 방법으로 신장 낭종 환자 49쪽을 치료한 결과 32쪽의 낭종이 소
실했고 15쪽은 유효했다.[6]

🎴 용법 용량

일반적으로 1~3g을 사용한다. 부작용으로는 치주 궤양, 오심 구토, 복통 설사, 위장 출혈, 혈뇨, 단백뇨 등이 있고, 심하면 사망할 수도 있다.

🎴 독성 연구

쥐 실험에서 LD50은 1.53g/kg이었다. 토끼와 개에게 8%의 명반 주사약 2ml/kg을 주사한 결과 중독 반응이 현저했다.

🍵 목만두(木饅頭)

Ficus pumila L

🎴 약재 개요

상과 식물인 목과용(木瓜榕)의 과실을 건조한 것이다. 성미는 산(酸), 평(平)하고, 신(腎), 위(胃), 대장(大腸)에 귀경한다. 보신고정(補腎固精: 신장을 보하고 정(진액)을 수렴함), 통유(通乳: 유즙을 통하게 함), 활혈소종(活血消肿: 어혈을 풀어주고 부은 것을 삭혀줌), 해독(解毒)의 작용이 있어 기혈응체(氣血凝滞), 습독온결(濕毒蕴结)로 인한 자궁암, 난소암, 방광암 등에 사용한다.

🎴 임상 응용

❶ 췌장암 치료

방약: 태자삼 12g, 백출 15g, 복령 15g, 팔월찰(八月札) 24g, 녹악매(綠萼梅) 12g, 청피 9g, 진피 9g, 반하 9g, 홍등 15g, 목만두 15g 등을

배합하여 6개월간 췌장암을 치료한 결과 증상이 호전되었다.[1]

❷ 음경 근부(根部) 종괴 치료

방약: 별갑 15g, 천산갑 10g, 숙대황 6g, 토별충 5g, 도인 10g, 구향충 5g, 목만두 20g, 자위피 15g, 로봉방 10g, 오공 3마리, 백화사설초 20g, 발계 25g, 반지련 20g, 용규 20g 등을 배합해서 음경 근부(根部) 종괴 환자를 2개월간 치료한 결과 종괴가 축소했고 통증이 완화되었다.[2]

❀ 용법 용량

일반적으로 6~15g을 사용한다.

❀ 독성 연구

특별히 보고된 것이 없다.

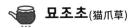

묘조초(猫爪草)

Ranunculus ternatus Thunb.

❀ 약재 개요

미나리아재비과에 속한 묘조초의 뿌리이다. 성미는 감(甘), 신(辛), 온(溫)하고, 간(肝), 폐(肺)에 귀경한다. 해독산결(解毒散结: 독을 없애고 뭉친 것을 풀어줌), 화담소종(化痰消肿: 담을 삭히고 부은 것을 없앰)의 효능이 있어 인후염, 종기, 결핵, 독사 교상, 이질, 편두통, 치통 등의 병증에 사용한다.

🏶 임상 응용

❶ 인후암 치료

방약: 황기, 생지황, 당귀, 오미자, 연교, 지각, 반하, 계내금, 백화사설초, 묘조초, 고삼, 천궁, 대황 등을 배합하여 방사선 치료와 같이 1개월간 투여한 결과 증상이 현저하게 호전되었다.[1]

❷ 폐암 치료

방약: 선학초, 어성초, 당삼, 복령, 벽호, 묘조초, 절패모 등을 4년간 투여하고, 동시에 항암 치료를 실시한 결과 증상이 호전되었고 병증이 안정적이었다.[2]

❸ 간암 치료

방약: 구기자, 북사삼, 산약, 저령, 복령, 의이인, 황금, 청호, 인진, 금은화, 시호(醋炒), 팔월찰, 묘조초, 산자고, 백화사설초, 금전초, 치자, 오미자, 차전자, 용규, 전갈, 섬서피(蟾蜍皮) 등을 배합하여 원발성 간암 환자에게 2개월간 투여한 결과 증상이 현저하게 경감했다.[3]

❹ 결장암 수술 후 치료

방약: 등리근, 야포도근, 묘조초, 의이인, 묘인삼, 영지, 계내금, 저령, 복령, 지유, 괴화, 측백엽, 백급, 백작약, 지모, 숙지황, 생지황, 귀판, 여정자 등을 배합하여 항암 치료와 같이 2년간 투여한 결과 증상이 현저하게 호전되었고, 증상이 안정적이었다.[4]

❺ 악성 임파암 치료

방약: 황기, 인삼, 반하, 진피, 복령, 백출, 여정자, 토사자, 구기자, 천산갑, 생맥아, 산약, 묘조초, 백화사설초, 육계, 음양곽 등을 배합하여

3년간 투여한 결과 대부분의 증상과 종괴가 소실했다.[5]

❻ 신장암 수술 후 치료

방약: 북사삼, 남사삼, 맥문동, 천문동, 태자삼, 황기, 별갑, 구기자, 여정자, 한련초, 산자고, 종절풍, 누로(漏芦), 묘조초, 선학초, 의이인, 로봉방, 토복령, 반지련, 백화사설초, 택칠, 용규, 비해 등을 배합하여 방사선 치료와 같이 2개월간 투여한 결과 양호한 효능이 있었다.[6]

❀ 용법 용량

일반적으로 15~30g을 사용한다.

❀ 독성 연구

고대 서적에는 독성 유무에 대해서 견해가 다르다. 현재 약리학에서는 독성에 대해서 특별히 보고된 바가 없다.

🍵 반지련(半枝蓮)

Scutellaria barbataD.Don

❀ 약재 개요

순형과 식물인 반지련의 전초를 건조한 것이다. 성미는 신(辛), 고(苦), 한(寒)하고, 폐(肺), 간(肝), 신(腎)에 귀경한다. 청열해독(清热解毒), 화어이뇨(化瘀利尿: 어혈을 없애주고 소변을 통하게 함)의 효능이 있어 각종 종기, 인후종통, 독사 교상, 타박상, 수종, 황달, 각종 암에 사용한다.

✿ 임상 응용

❶ 뇌암 치료

방약: 당삼, 황기, 만형자, 천궁, 전괄루(全栝蔞), 반하, 복령, 매귀화, 소자, 울금, 창포, 전갈, 석견천, 반지련, 백화사설초 등을 가감하여 뇌암 환자에게 방사선 치료와 같이 3개월간 투여한 결과 증상이 현저하게 호전했고, 종괴가 커지지 않았다.[1]

❷ 폐암 치료

방약: 인삼, 백출, 복령, 감초, 반하, 진피, 황기, 반지련, 백화사설초, 아출 등을 가감하여 3년간 투여한 결과 암이 재발하지 않았다.(폐암 수술 후 항암 치료와 동시에 실시)[2]

❸ 위암 수술 후 치료

방약: 태자삼, 백출, 복령, 진피, 목향, 산사(焦), 신곡(焦), 맥아(焦), 곡아, 계내금, 의이인, 대조, 연호색, 산자고, 해조, 반지련을 가감하여 위암 수술 후 5년간 투여한 후 검사한 결과 암이 재발하지 않았고, 각종 증상이 양호했다.[3]

❹ 유방암 수술 후 치료

방약: 태자삼, 백출, 복령, 반하, 진피, 황기, 당귀, 백작약, 인진, 패장초, 백화사설초, 반지련을 가감하여 장기간 투여하고 검사한 결과 암이 재발하지 않았다.[4]

❺ 간암 치료

방약: 황기, 서양삼, 복령, 백출, 반지련, 호장, 인진, 금전초, 시호(醋炒), 백작약, 백화사설초, 택사 등을 2개월간 투여한 결과(방사선, 약물 치료 동시 실시) 증상이 현저하게 호전했다.[5]

❻ 대장암 수술 후 치료

방약: 인삼, 황기, 백출, 복령, 용안육, 원지, 금교맥(金蕎麥), 여정자, 구기자, 토사자, 용규, 반지련, 백화사설초 등을 가감하여 대장암을 수술한 환자에게 방사선 치료와 같이 6년간 투여한 결과 각종 검사에서 암 지표가 음성이었다.[6]

❼ 임파절 종류 치료

방약: 선학초, 울금, 천련자, 하고초, 절패모, 모려, 현삼, 연교, 괄루, 익모초, 사매(蛇莓), 용규, 인동등, 백화사설초, 반지련 등을 배합하여 10년간 투여한 결과 종괴가 없어졌다.[7]

❽ 신장암 수술 후 치료

방약: 남사삼, 북사삼, 천문동, 맥문동, 태자삼, 황기, 별갑, 구기자, 여정자, 한련초, 산자고, 종절풍, 묘조초, 선학초, 의이인, 로봉방, 토복령, 반지련, 백화사설초, 택칠, 용규, 비해 등을 배합하여 신장암 수술 후 방사선 치료 하는 환자에게 투여한 결과 각종 부작용이 현저하게 경감했다.[8]

🏵 용법 용량

건조한 것은 15~30g을 사용하고, 신선한 것은 30~60g을 사용한다.

🏵 독성 연구

반지련의 수전액을 쥐의 정맥에 주사한 결과 LD50은 6.10±0.26g(생약)/kg이었다. 침출액을 쥐의 위장에 주사한 결과 LD50은 75.1±13.1g(생약)/kg이었다.

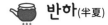 **반하**(半夏)

Pinellia ternata(Thunb.) Breit

🎋 약재 개요

천남성과(天南星科)에 속한 반하의 뿌리이다. 건조한 것을 생반하(生半夏), 생강(生薑)으로 법제한 것은 강반하라고 하며, 명반(明礬)으로 법제한 것은 청반하라고 한다. 성미는 신(辛), 온(溫)하고, 독(毒)이 있고, 비(脾), 위(胃), 폐(肺)에 귀경한다. 조습거담(燥濕祛痰: 습을 말리고 담을 없앰), 강역지구(降逆止嘔: 구역질을 아래로 내림), 제비산결(除痞散結: 뭉친 것을 삭혀줌)의 효능이 있어 기침, 가래, 오심, 구역질, 매핵기(梅核氣), 갑상선종대, 각종 종괴, 각종 종기 등의 병증에 사용한다.

🎋 임상 응용

❶ 뇌암 치료
방약: 석결명, 와릉자, 절패모, 천우슬, 청반하, 사육곡 등을 배합하여 3개월간 투여한 결과 증상이 소실했고, 종류의 크기가 1/3로 축소했다.[1]

❷ 인후암 치료
방약: 황기, 생지황, 당귀, 오미자, 연교, 지각, 반하, 계내금, 백화사설초, 묘조초, 고삼, 천궁, 대황 등을 배합하여 방사선 치료와 같이 1개월간 투여한 결과 증상이 현저하게 호전되었다.[2]

❸ 폐암 치료
방약: 괄루, 천궁, 울금, 맥문동, 옥죽, 천패모, 황정, 황기, 강황, 백화

사설초, 계내금, 반하, 의이인, 팔월찰, 고삼, 행인, 백과 등을 가감하여 1년간 투여한 결과(항암 치료 1회 실시) 증상이 현저하게 호전되었고 종괴가 더 커지지 않았다.[3]

❹ 식도암 치료

방약: 선복화, 대자석, 반하, 정향, 태자삼, 사삼, 맥문동, 와릉자(煅), 자위피, 선학초, 백화사설초, 석견천, 반지련, 천초 등을 배합하여 6개월간 투여한 결과 증상이 현저하게 호전되었다.[4]

❺ 위암 수술 후 치료

방약: 천오(法), 강반하, 대자석(煅), 지각, 반지련, 단삼, 백모근, 계내금, 당삼, 파두상을 시럽으로 만들어 20개월간 투여하고 11년 후 재검사한 결과 재발하지 않았다.[5]

❻ 악성 임파 종류 치료

방약: 황기, 백출, 복령, 청반하, 하고초, 백화사설초, 포공영, 토패모, 묘조초, 산자고, 오공, 청피 등을 가감하여 3년간 투여한 결과 증상이 대부분 없어졌고 종괴가 축소되었으며 병증이 안정적이었다.[6] 이외에 설암, 피부암, 유방암, 췌장암, 대장암, 난소암 등에도 효능이 있었다.[15]

✿ 용법 용량

일반적으로 3~6g을 사용한다. 생반하는 필히 장시간 수전해서 사용한다. 반하의 부작용이 발생하면 생강즙이나 희석한 식초, 농차(濃茶), 단백질을 복용하거나 생강 30g, 방풍 60g, 감초 15g을 수전하여 반(半)은 입을 헹구고 반은 복용하거나 식초 30~60ml에 생강즙 소량을 혼합하여 입을 헹구거나 이를 복용한다.

✿ 독성 연구

반하는 독이 있어 1~1.8g으로 중독될 수도 있고, 생반하는 구강, 인후, 소화기 점막에 강력한 자극으로 부종, 통증, 실음(失音), 유연(流涎), 경련, 호흡 곤란을 일으킬 수도 있다. 심한 경우에는 질식사할 수도 있고, 장기간 복용하면 간 기능 이상과 혈뇨가 발생하기도 한다.

반하 침출물을 쥐의 복강에 주사한 결과 LD50은 13.142g/kg이었고, 만성 중독 후 사망한 원인은 장 자극성 설사로 인한 것으로 추정한다. 주정 추출물 20g/kg 주사 시에는 대부분의 반사 등이 소실했고, 또한 사망했다.

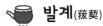

발계(菝葜)

Smilax china L

✿ 약재 개요

백합과 발계속 식물인 발계의 뿌리이다. 성미는 감(甘), 산(酸), 평(平)하고, 간(肝), 신(腎)에 귀경한다. 거풍이습(祛風利濕: 풍과 습을 없앰), 해독소종(解毒消腫)의 효능이 있어 풍습관절통, 타박상, 위장염, 이질, 소화 불량, 당뇨병, 백대하, 암증에 사용한다. 금강등(金剛藤)이라고도 한다.

✿ 임상 응용

❶ 식도암 치료

방약: 생황기, 남사삼, 북사삼, 천문동, 맥문동, 산수유, 팔월찰, 생의이인, 발계, 녹악매, 하고초, 해조 등을 배합하여 4개월간 투여하여 식

도암을 치료한 결과 증상이 호전되었고, 병증이 안정적이었다.[1]

❷ 위암 치료

방약: 선복화, 대자석, 태자삼, 생반하, 복령, 지실, 팔월찰, 등리근, 야포도등, 발계, 수궁, 반지련 등을 배합하여 위암 환자를 치료한 결과 구토, 연하 곤란, 식욕 부진 등이 현저하게 개선되었다.[2]

❸ 간암 치료

방약: 발계, 팔월찰, 절패모, 사간, 단삼, 전괄루(全栝蔞), 황금, 백작약, 천초, 백모근 등을 배합하여 3개월간 원발성 간암 환자에게 투여한 결과 종괴가 없어졌고, 암 수치가 음성이었다.[3]

용법 용량

일반적으로 10~30g을 사용한다.

독성 연구

독성에 대해서 특별히 보고된 바가 없다. 대량으로 복용하면 구강 건조, 입 씀, 식욕 부진, 복부 팽만, 구역질 등의 부작용이 출현했다.

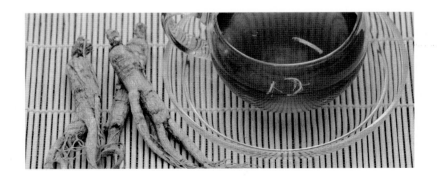

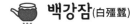 **백강잠**(白殭蠶)

Bombyx mori Linnaeus

❀ 약재 개요

누에과에 속한 누에가 백강균에 감염되어 죽은 것이다. 성미는 함(鹹), 신(辛), 평(平)하고, 간(肝), 폐(肺)에 귀경한다. 식풍지경(熄風止驚: 바람을 잠재우고 경련을 정지시킴), 거풍지통(祛風止痛), 화담산결(化痰散結)의 효능이 있어 급경풍(急驚風), 파상풍, 각궁반장(角弓反張), 중풍, 와사증, 두통, 인후통, 임파선염 등의 병증에 사용한다.

❀ 임상 응용

❶ 뇌암 치료

방약: 당귀, 천궁, 형계수(荊芥穗), 천마, 삼능, 아출, 도인, 홍화, 선퇴, 전갈, 강잠, 오공 등을 배합하여 3년간 투여한 결과 증상과 종괴 대부분이 소실했다.[1]

❷ 폐암 치료

방약: 전갈, 의이인, 백출, 구향충(九香蟲), 영지, 당삼, 복령, 진피, 황기, 맥아, 당귀, 강잠, 오공, 반하, 천규자, 선퇴, 종절풍, 천마 등을 3개월간 투여한 결과 증상이 현저하게 호전되었다.[2]

❸ 간암 치료

방약: 별갑, 계혈등, 시호(醋炒), 황금, 당삼, 반하, 자황기, 사인, 소경, 하경, 백작약, 백출, 음양곽, 오매, 신곡, 서장경, 강잠, 계지, 복령 등을

가감하여 간암 수술 후 투여한 결과 증상이 현저하게 개선되었고, 장
기간 투여한 결과 재발하지 않았다.[3]

❹ 신장암 치료

방약: 당삼, 백출, 토사자, 숙지황, 산약, 산수유, 구기자, 두충, 토패
모, 섬서피, 강잠, 별갑, 여정자, 상기생 등을 가감하여 수술 후 2년간
투여한 결과 각종 증상이 현저하게 호전되었고 재발하지 않았다.[4]

용법 용량

일반적으로 5~10g을 사용한다.

독성 연구

소수의 환자는 내복 후 피부 알러지, 구강 건조, 구역질, 식욕 부진,
피로 등의 부작용이 발생했다. 강잠은 항응혈 작용이 있으므로 혈소판
감소증, 응혈 기능 장애 환자, 심각한 간 기능 이상자는 주의해야 한다.

백영(白英)

Solanum lyratum Thunb.

약재 개요

가지과 식물인 백영의 전초이다. 성미는 감(甘), 고(苦), 한(寒)하고, 간
(肝), 담(膽), 신(腎)에 귀경한다. 청열해독(清熱解毒), 거풍이습(祛風利濕)의
효능이 있어 풍습관절통, 수종, 황달, 이질, 임질, 암 등의 병증에 사용
한다.

🎛 임상 응용

❶ 폐암 치료

방약: 황기, 당귀, 인삼, 행인, 자완, 사삼, 천산갑, 별갑, 후박, 전괄루(全栝蔞), 아출, 오공, 백영, 용규를 가감하여 수술한 환자에게 항암 치료와 같이 6개월간 투여한 결과 증상이 현저하게 호전했다.[1]

❷ 식도암 치료

방약: 금전초, 강황, 백영, 용규, 토복령, 중누, 백화사설초, 백출, 복령, 태자삼, 황기, 구기자 등을 배합하여 5년간 식도암 환자에게 투여한 결과 증상이 현저하게 호전했고 암세포가 더 성장하지 않았다.[2]

❸ 요추암 치료

방약: 시호(醋炒), 황금, 복령, 백출, 계혈등, 아출, 적작약, 백화사설초, 백영, 용규, 투골초, 보골지, 골쇄보 등을 배합하여 요추암(유방암 전이)을 6개월간 항암 치료하면서 같이 투여한 결과 요통이 소실했고 암이 더 이상 발전하지 않았다.[3]

❹ 직장암 치료

방약: 백두옹, 황연, 황백, 대황, 창출, 백출, 복령, 패장초, 백영 등을 배합하여 장기간 투여한 결과 병증이 안정적이었다.[4]

🎛 용법 용량

일반적으로 15~30g을 사용한다.

🎛 독성 연구

백영은 경미한 독성이 있어 대량으로 복용하면 인후부 작열감, 구역질, 구토, 어지러움, 동공 확대, 경련 등의 부작용이 발생한다.

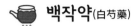 백작약(白芍藥)

Paeoniae Radix Alba

🏵 약재 개요

모간과(毛茛科)에 속한 작약의 뿌리이다. 성미는 고(苦), 산(酸), 미한(微寒)하고, 간(肝), 비(脾)에 귀경한다. 양혈렴음(養血斂陰: 혈을 생성하고 음을 수렴함), 연간지통(軟肝止痛: 간을 부드럽게 하고 통증을 없앰), 평간잠양(平肝潛陽: 상승한 간의 양기를 아래로 내림)의 효능이 있어 생리불순, 생리통, 기능성 자궁 출혈, 자한, 도한, 옆구리 및 복부 통증, 사지 경련, 두통 등의 병증에 사용한다.

🏵 임상 응용

❶ 뇌암 치료

방약: 구등, 천마, 백작약, 천궁, 전갈, 오공, 백지, 강잠, 감초, 생대황을 가감하여 3년간 투여한 결과 증상이 현저하게 개선했고 병증이 안정적이었다.[1]

❷ 암성 통증 치료

방약1: 백작약 60~250g, 감초(炙) 15~60g를 기본 방약으로 하고 자통(刺痛)이 있으면 원호 20g을, 창통(脹痛)이 있으면 목향 12g을, 기허(氣虛) 증상이 있으면 황기 30~60g을 첨가하여 수전한 후 용량이 적으면

한 번에 복용하고 대량일 때에는 2~3회로 나누어 복용한다.[2]

이 방약으로 말기 암성 통증 환자 40명을 치료한 결과 12명에게는 현저한 효과가 있었고, 2명은 유효, 6명은 무효했다.[12]

방약2: 백작약 100g, 생감초 50g을 하루 1첩 투여하여 간암성 통증을 치료한 결과 양호한 효능이 있었고, 1개월간 복용한 결과 통증이 증가하지 않았다.[3] 이외에 악성 임파암, 난소암, 방광암 등에 복방(複方)으로 사용한 보고가 있다.

▩ 용법 용량

일반적으로 5~15g을 사용하고, 중증에는 15~30g까지 사용한다. 임신한 쥐에게 TGP 용액을 투여한 결과 자궁과 새끼에게 독성 반응이 있었다.[4] 백작약은 진통 작용이 있는데 포제 상태에 따라 차이가 다르다. 식초에 초(炒)한 것이 최고 강한 진통 작용이 있는 것으로 밝혀졌다.

▩ 독성 연구

작약의 주정 추출물 6g/kg을 쥐의 복강에 주사한 결과 활동 감소, 설사, 호흡 억제 후에 반(半)이 사망하고 2일 내에 모두 사망했다. 위장으로 투여한 쥐는 아무런 이상이 없었다. 작약 배당체를 쥐의 정맥에 주사한 결과 LD50은 3.53g/kg이고, 복강 주사는 9.53g/kg이었다. 위장 투여는 사망하지 않았다. 또한 쥐에게 실시한 독리(毒理) 아급성 실험에서는 1.5g/kg과 3.0g/kg을 21일간 연이어 투여한 결과 단백뇨 증가, 적혈구, Hb, 적혈구 용적이 현저하게 감소했고, 두 군(群) 모두 비장이 종대(腫大)했다.

백질려(白蒺藜)

Tribulus terrestris L.

약재 개요

질려과 식물인 질려의 성숙한 과실이다. 성미는 신(辛), 고(苦), 미온(微溫)하고 간(肝)에 귀경한다. 평간소풍(平肝疏風: 상승한 간기를 내리고 풍(경련)을 없앰), 거풍명목(祛風明目)의 효능이 있어 어지러움, 옆구리 통증, 유방 창통, 안구 충혈 및 종통(腫痛), 피부 가려움증 등의 병증에 사용한다.

임상 응용

❶ 뇌암 치료

방약1: 생지황, 숙지황, 여정자, 구기자, 천남성, 사육곡, 하고초, 해조, 모려 등을 배합하여 뇌종류 환자에게 6개월간 투여한 결과 증상이 현저하게 호전했고, CT상에 종류(腫瘤)의 크기가 현저하게 축소되었다.[1]

방약2: 우슬, 생용골, 생모려, 귀판, 백국화, 진주모, 현삼, 천문동, 구등, 백질려, 석견천, 아출 등을 40첩 투여한 결과 각종 증상이 현저하게 개선했다.[2]

이외에 신장암 등에도 사용한 보고가 있다.

용법 용량

일반적으로 6~9g을 사용한다.

❄ 독성 연구

백질려의 nitrous acid 성분은 독성이 있어 대량으로 복용하면 피로, 졸림, 멍함, 구역질, 구토, 심계 등의 부작용이 출현하고, 심하면 수종, 호흡 곤란 등으로 질식사할 수 있다.

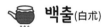 백출(白朮)

Atractylodes macrocephala Koidz.

❄ 약재 개요

국화과(菊科)에 속한 백출의 뿌리이다. 성미는 고(苦), 감(甘), 온(溫)하고, 비(脾), 위(胃)에 귀경한다. 건비익기(健脾益氣: 비장을 튼튼하게 하고 기를 보함), 조습이수(燥濕利水), 안태렴한(安胎斂汗: 태아를 안정시키고 땀을 수렴함)의 효능이 있어 식욕 부진, 대변 무름, 상복부 팽만, 권태, 피로, 수종, 자한(自汗), 습관성 유산 등의 병증에 사용한다.

❄ 임상 응용

❶ 위암 치료

방약: 백출, 생황기, 소목, 중누, 동충하초 등을 분말로 만들어(30g 포장) 매일 3회 복용한다. 항암 치료와 동시에 이 방약을 위암 환자 50명에게 투여한 결과 8명은 부분적인 완화, 40명은 안정, 2명은 악화되었다.[1]

❷ 식도암 치료

방약: 백출 수전액을 증류하여 말기 식도암 환자 17명에게 정맥 주사한 결과 2명은 현저한 효과, 8명은 유효했다.[2] 이외에 각종 암에 사군자탕, 당귀보혈탕, 생맥산과 항암 작용이 있는 한약을 배합해서 투여한 보고가 많다.

✿ 용법 용량

일반적으로 5~12g을 사용하고, 조습이수(燥濕利水)에는 생용(生用)하고, 익기건비(益氣健脾)에는 초(炒)한 것을 사용하고, 설사에는 초(焦)한 것을 사용한다.

✿ 독성 연구

백출수전액을 쥐의 복강에 주사한 결과 LD50은 13.3g/kg이었고, 큰 쥐에게 0.5g/kg을 위장 주입 14일 후 백혈구가 경미하게 감소했으며 2개월 후에는 경미한 빈혈 증상이 있었다.[3]

🫖 백화사설초(白花蛇舌草)

Oldenlandia diffusa(willd) Raxb

✿ 약재 개요

꼭두서니과(茜草科)에 속한 백화사설초의 전초(全草)이다. 성미는 미고(微苦), 감(甘), 한(寒)하고, 위(胃), 대장(大腸), 소장(小腸)에 귀경하고, 청열이

습(淸熱利濕), 해독소옹(解毒消癰: 독과 종기를 없앰)의 효능이 있어 각종 종기, 인후 종통(腫痛), 독사 교상, 배뇨 장애 등의 병증에 사용한다.

🎱 임상 응용

❶ 뇌암 치료

방약: 당삼, 황기, 만형자, 천궁, 전괄루(全栝蔞), 반하, 복령, 매귀화, 소자, 울금, 석창포, 전갈, 석견천, 반지련, 백화사설초 등을 가감하여 뇌암 환자에게 방사선 치료와 같이 3개월간 투여한 결과 증상이 현저하게 호전했고, 종괴가 커지지 않았다.[1]

❷ 인후암 수술 후 치료

방약: 서양삼, 맥문동, 천화분, 신이, 창이자, 산두근, 로봉방, 백화사설초, 전갈, 울금 등을 배합하여 항암 치료와 같이 1년간 투여한 결과 증상이 현저하게 호전되었고 병증이 안정적이었다.[2]

❸ 폐암 치료

방약: 사삼, 맥문동, 오미자, 어성초, 백화사설초, 황기, 저령, 복령, 지용, 천패모, 아출, 비파엽, 여정자, 섬서피(蟾蜍皮)를 가감하여 60첩을 투여한 결과(3주간 항암 치료 실시) 31개월간 생존했다.[3]

❹ 위암 수술 후 치료

방약: 태자삼, 백출, 복령, 진피, 목향, 신곡(焦), 맥아(焦), 곡아(焦), 계내금(炒), 의이인, 대조, 연호색, 산자고, 해조, 반지련을 가감하여 위암 수술 후 5년간 투여한 결과 암이 재발하지 않았고, 각종 증상이 양호했다.[4]

❺ 간암 치료

방약: 황기, 서양삼, 복령, 백출, 반지련, 호장, 인진, 금전초, 시호(醋炒), 백작약, 백화사설초, 택사 등을 2개월간 투여하고, 동시에 방사선, 약물 항암 치료를 실시한 결과 증상이 현저하게 호전했다.[5]

❻ 난소암 수술 후 치료

방약: 황금, 황연, 천궁, 당귀, 백작약, 생지황, 황기, 백출, 산약, 여정자, 한련초, 상엽, 국화, 자초, 백화사설초 등을 배합하여 장기간 투여한 결과 증상이 호전되고 병증이 안정적이었다.[6]

이외에 악성 임파암, 대장암, 췌장암, 유방암 등에도 효능이 있는 것으로 밝혀졌다.

⊞ 용법 용량

일반적으로 15~50g을 사용하고 외용으로도 사용한다. 소수의 환자는 연이어 10일간 복용 후 구강 건조 증상이 있었고, 대량으로 정맥 주사한 후 백혈구가 감소했으나 투약 중지 3~5일 후에 정상으로 회복했다.

⊞ 독성 연구

침출고(浸出膏)를 쥐의 복강에 주사한 결과 LD50은 0.14g/kg이었다.

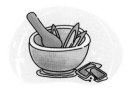

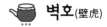 **벽호**(壁虎)

Gekko Swinhonis Gunther

🎱 약재 개요

벽호는 무우벽호(無疣壁虎, Gekko japonicas Dumeril et Bibron) 혹은 무복벽호(無蹼壁虎, Gekko swinhonis Guenther) 혹은 다지벽호(多痣壁虎, Gekko subpalmatus Gunther)의 전신이다. 성미는 함(鹹), 한(寒)하고, 신(腎), 간(肝)에 귀경한다. 거풍활락(祛風活絡: 경련을 없애고 경락을 통하게 함), 산결(散結)의 효능이 있어 중풍, 편신 마비, 풍습성 관절통, 골수염, 임파 결핵, 식도암, 간암, 대장암 등의 병증에 사용한다. 수궁(守宮)이라고도 한다.

🎱 임상 응용

❶ 비인암(鼻咽癌) 치료

방약: 별갑, 하고초, 계혈등, 천궁, 벽호, 황기, 선학초, 창이자 등을 가감하여 비인암 3기 환자(수술 후 방사선 치료)를 2년간 치료한 결과 5년간 생존했다.[1]

❷ 폐암 치료

방약: 선학초, 어성초, 당삼, 복령, 벽호, 묘조초, 절패모 등을 투여하고, 항암 치료를 동시에 4년간 실시한 결과 증상이 호전했고 병증이 안정적이었다.[2]

❸ 식도암 치료

방약: 태자삼, 사삼, 단삼, 토사자, 여정자, 한련초, 반하, 진피, 벽호,

급성자, 오공, 와릉자 등을 배합하여 1년간 투여한 결과 식도 폐색증이 거의 소실되었다.[3]

🎐 용법 용량

일반적으로 2~5g을 사용한다.

🎐 독성 연구

특별히 밝혀진 바가 없다.

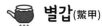 별갑(鱉甲)

Amyda sinensis(Wicgmann)

🎐 약재 개요

자라과(鱉科)에 속한 척추 동물인 자라의 등껍질이다. 성미는 함(鹹), 한(寒)하고, 간(肝)에 귀경한다. 양음잠양(養陰潛陽: 음을 보하고 양기를 아래로 내림), 자음청열(滋陰淸熱: 음을 보하고 해열시킴), 유견산결(柔堅散結: 딱딱한 것을 부드럽게 하고 뭉친 것을 풀어줌)의 효능이 있어 수지진전(手指振顫), 사지 경련, 음허 발열, 학질, 폐경, 장기종대(臟器腫大) 등의 병증에 사용한다.

🎐 임상 응용

❶ 항암 작용

별갑혈청은 이식한 암세포의 성장을 현저하게 억제시켰고, 소적연견편(약명: 消積軟堅片)은 AFP의 농도를 감소시키고 음성 전환을 촉진했다. 간세포가 암으로 되는 것을 지연시켰고, 종류 세포의 성장을 억제했다.[1]

❷ 암 치료

방약: 별갑 30g, 황기, 인삼, 생지황, 백작약, 복령, 자완, 상백피, 지골피, 진교, 지모 각 15g, 반하, 감초, 길경, 시호(醋炒) 각 10g, 육계 5g을 수전하여 복용한다. 암덩이가 딱딱하고 크면 별갑 400g, 석연자(石燕子), 석해자(石蟹子) 각 50g, 빙편 5g을 분말로 만들어 매회 7.5g, 매일 4회씩 복용한다.

이 방약으로 양성 암과 악성 암 초기 환자 9명을 치료한 결과 양호한 효능이 있었다.[2]

이외에 뇌암, 인후암, 폐암, 식도암, 위암, 간암, 신장암 등에도 효능이 있는 것으로 밝혀졌다.

용법 용량

일반적으로 10~20g을 사용한다. 양음잠양(養陰潛陽)에는 생용(生用)하고 유견산결(柔堅散結)에는 식초로 볶아서 사용한다.

독성 연구

특별히 보고된 바가 없다.

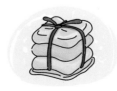

빙편(氷片)

Dryobalanops aromatica Gaertn. F.

✿ 약재 개요

용뇌향과(龍腦香科)에 속한 용뇌향의 수지를 냉각시켜 얻은 결정체인데 용뇌빙편(龍腦氷片) 또는 매편(梅片)이라고 한다. 성미는 신(辛), 고(苦), 미한(微寒)하고, 심(心), 비(脾), 폐(肺)에 귀경한다. 개규성신(開竅醒神: 감각 기관을 깨어나게 하고 정신을 맑게 함), 해열지통(解熱止痛)의 효능이 있어 정신 혼미, 경련, 창양(瘡瘍), 인후부 종통(腫痛), 구강 궤양, 안구 질환 등의 병증에 사용한다.

✿ 임상 응용

❶ 암성 통증 치료

방약: 빙편 15~20g을 분말로 만들어 75%의 주정에 완전히 용해시켜 환부에 도포하면 일반적으로 10분 만에 효능이 있고, 도포 후 온습포하면 효과가 더욱 강력하다. 이 방법으로 각종 암성 통증 환자를 치료한 결과 모두 양호한 효능이 있었다.[1]

✿ 용법 용량

빙편은 탕약으로 사용하고 않고, 환(丸), 산제(散劑)로 사용하고, 용량은 0.03~0.1g이다.

✿ 독성 연구

빙편의 LD50은 2879±290mg/kg이었다. 빙편을 함유한 약을 치질에 외용으로 사용하거나 수술 후 회복기에 사용한 환자 중 2명은 시술 3~6시간 만에 항문 주위 가려움증, 발열, 약진(藥疹) 등이 발생했는데 항알레르기약 투여 후 정상으로 회복했다.

다른 보고에 의하면 빙편 복용 후 알레르기성 피부염을 초래한 사례가 있었다. 중독 증상은 오심, 구토, 복통, 간, 비장 종대, 흥분, 경련, 혼미 등이 출현할 수 있고, 심한 자는 호흡 부전으로 사망할 수도 있다.

사육곡(蛇六谷)

Amorphophallus sinensis Belval

🎛 약재 개요

천남성과 식물인 마우(魔芋)의 줄기이다. 성미는 신(辛), 한(寒)하고, 심(心), 폐(肺), 간(肝)에 귀경한다. 화담산결(化痰散結: 담을 없애주고 뭉친 것을 삭혀줌), 소종해독(消腫解毒: 독을 없애고 수종을 없애줌), 통변 작용이 있어 기침, 가래, 이질, 임파선염, 종괴, 타박상, 암 등의 병증에 사용한다.

🎛 임상 응용

❶ 뇌 종류 치료

방약1: 석결명, 와릉자, 절패모, 천우슬, 청반하, 사육곡 등을 배합하여 3개월간 투여한 결과 증상이 소실했고, 종류의 크기가 1/3로 축소했다.[1]

방약2: 생지황, 숙지황, 여정자, 구기자, 천남성, 사육곡, 하고초, 해조, 모려, 백질려, 중누, 로봉방 등을 배합하여 뇌종류 환자에게 6개월

간 투여한 결과 증상이 현저하게 호전했고, CT상에 종류의 크기가 현저하게 축소되었다.[2]

❷ 식도암 치료

방약: 황기, 당삼, 당귀, 창출, 백출, 아출, 반하, 모려, 사육곡 등을 배합하여 식도암 환자에게 6개월간 투여한 결과 증상이 현저하게 호전되었고, 병 상태가 안정적이었다.[3]

❸ 유방암 치료

방약: 황기, 여정자, 남사삼, 구기자, 음양곽, 아출, 산자고, 해조, 백화사설초, 사매, 사육곡, 로봉방 등을 배합하여 1개월간 치료한 결과 종창(腫脹)과 통증이 소실했고 병증이 안정적이었다.[4]

❹ 악성 임파암 치료

방약: 황기, 사삼, 천문동, 생지황, 숙지황, 산수오, 하고초, 해조, 석견천, 천산갑, 별갑, 사육곡, 괄루피, 모려 등을 배합하여 항암 치료와 같이 1년간 투여한 결과 증상이 소실했고 CT상에 종괴가 사라졌다.[5]

🏵 용법 용량

일반적으로 9~15g을 사용한다.

🏵 독성 연구

이 약은 독이 있어 대량(20~30g)으로 투여할 시에는 2시간 이상 끓여서 사용한다. 대량 복용하면 중독 증상이 발생하는데, 특히 혀, 인후부에 작열감, 통증, 부종이 발생한다.

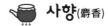 **사향**(麝香)

Moschus

⊗ 약재 개요

사슴과(鹿科)에 속한 사향노루, 임사(林麝), 마사(馬麝)의 성숙한 웅체(雄體) 향낭(香囊)의 분비물을 건조한 것이다. 성미는 신(辛), 온(溫)하고, 심(心), 비(脾)에 귀경한다. 개규성신(開竅醒神: 감각 기관을 깨어나게 하고 정신을 맑게 함), 활혈지통(活血止痛), 소종산결(消腫散結: 종괴와 뭉친 것을 없애줌), 최산(催産)의 효능이 있어 정신 혼미, 중풍, 경련, 각종 종기, 심장통, 타박상 등의 병증에 사용한다.

⊗ 임상 응용

❶ 종류(腫瘤) 치료

방약: 사향, 혈갈, 육계, 빙편 등의 분말을 신궐혈에 놓고 반창고로 막아 두고 6일마다 교환해준다.

이 방법으로 종류 항암 치료 후 백혈구가 감소한 암 환자 239명을 치료한 결과, 시술 48시간 후에 백혈구가 증가했고, 총 유효율이 80%였다고 보고된 바가 있다.

❷ 위, 대장암 치료

방약: 위, 대장암을 수술한 후 복강 내에 사향을 주입한 11명과 주입하지 않은 환자를 비교한 결과 주입한 환자의 생명이 현저히 연장되었으나 결장암, 직장암은 사향을 투여한 후 배척 작용이 일어났다.[1]

❀ 용법 용량

탕제로는 사용하지 않고, 0.06~0.1g을 환(丸), 산제(散劑)에 넣어 사용한다. 일반적으로 부작용은 적으나 소수의 환자는 어지러움, 두통, 오심, 식욕 부진 등의 증상이 있었으나 지속적으로 복용한 후에는 소실했다.

❀ 독성 연구

사향 수전액을 쥐의 위장에 투여한 결과 LD50은 60mg/kg이었고, 토끼에게 투여한 결과 62mg/kg이었다. 연이어 쥐에게 현탁액 2g/kg을 16일간 투여한 결과 체중, 혈액, 간, 신장에 병리적인 변화가 발견되지 않았다. 사향 수전액을 쥐 복강에 투여한 결과 LD50은 331.1mg/kg이었고, 사향 케톤을 정맥 주사한 결과 LD50은 152~172mg/kg이었다.

🍶 서양삼(西洋蔘)

Panax quinquefolium L.

❀ 약재 개요

두릅나무과(五加科)에 속한 서양삼의 뿌리이다. 고(苦), 미감(微甘), 한(寒)하고 심(心), 폐(肺), 신(腎)에 귀경한다. 보기자음(補氣滋陰), 청열생진(淸熱生津)의 효능이 있어 기음(氣陰) 허약으로 인한 피로, 심번(心煩), 구강 건조나 폐기음허(肺氣陰虛)로 인한 기침, 천식 등의 병증에 사용한다.

✤ 임상 응용

❶ 후두암 치료

방약: 서양삼 3g을 매일 1회, 방사선 치료 시작부터 완료까지 복용한다.

이 방법으로 후두암 환자 20명을 치료한 결과 방사선 치료 후 발생한 인후부 건조, 식욕 부진 등에 양호한 효과가 있었다.[1]

❷ 갑상선암, 식도암, 위암, 폐암, 방광암 등 치료

방약: 서양삼, 황기, 구기자 등으로 내복액을 만들어 매회 1~2병, 매일 3회, 3개월을 1회 치료 기간으로 복용한다.

이 방법으로 64명의 암 수술 환자(갑상선암, 식도암, 위암, 폐암, 방광암 등)에게 투여한 결과 임상 증상이 96% 호전하거나 소실했고, 체중, 백혈구, 혈소판이 증가했다. 또한 이 방약으로 수술한 위암 말기 환자 43명에게 투여한 결과 항암 치료의 완성률이 대조군보다 높았고, 항암 치료의 부작용은 대조군보다 낮았다.[2]

✤ 용법 용량

일반적으로 3~10g을 사용한다.

✤ 독성 연구

서양삼잎의 사포닌을 투여한 결과 LD50은 352.5±17.5mg/kg이었고, 1일 내 위장에 투여할 수 있는 최대 용량은 >30g/kg이다. 1.5, 0.75g/kg을 위장으로 60일간 투여한 결과 동물의 성장, 혈액, 간, 신장 등 주요 장기에 특이한 부작용이 없었다.

🍵 서장경(徐長卿)

Cynanchum paniculatum(Bunge) Kitagawa

⊞ 약재 개요

박주가리과 식물인 서장경의 뿌리이다. 성미는 온(溫), 신(辛)하고, 간(肝), 위(胃)에 귀경한다. 거풍화습(祛風化濕), 행기통락(行氣通絡)의 효능이 있어 풍습관절통, 복부 팽만, 치통, 생리통, 타박상 등의 병증에 사용한다.

⊞ 임상 응용

❶ 인후암 치료

방약: 북사삼, 맥문동, 태자삼, 백출, 금은화, 황금, 서장경, 괄루피, 현삼 등을 가감하여 2주간 투여한 결과 양호한 효과가 있었다.[1]

❷ 식도암 치료

방약: 사삼, 맥문동, 옥죽, 서장경, 반하, 비파엽, 생강, 동능초, 연호색, 백작약, 인삼 등을 가감하여 6개월간 투여한 결과 증상이 많이 호전했다.[2]

⊞ 용법 용량

일반적으로 3~10g을 사용한다.

⊞ 독성 연구

쥐의 복강에 서장경 주사액(Paeonol 성분 제거)을 투여한 결과 LD50은 32.9±1.0g/kg이었다. 토끼에게 5g/kg을 정맥 주사한 결과 30~60초간 경련이 발생하다가 1~2분 후 서서히 정상으로 회복했고, 48시간 동안 동물의 상태는 양호했다.

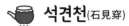 석견천(石見穿)

Salvia chinensia Benth

🎋 약재 개요

순형과 식물인 자삼(紫蔘)의 전초(全草)이다. 성미는 미고(微苦), 평(平)하고, 간(肝), 비(脾)에 귀경한다. 청열해독(淸熱解毒), 활혈지통(活血止痛)의 효능이 있어 황달형 간염, 암, 신장염, 백대하, 생리통, 임파 결핵, 안면 신경 마비, 유선염 등의 병증에 사용한다.

🎋 임상 응용

❶ 뇌암 치료

방약: 생지황, 숙지황, 여정자, 백질려, 한련초, 석견천, 사육곡, 하고초, 해조, 생모려, 천규자(天癸子), 천남성, 강잠, 수화홍자 등을 배합하여 40여 첩을 투여한 결과 병증이 안정적이었다.[1]

❷ 폐암 치료

방약1: 사삼, 천문동, 맥문동, 석곡, 행인, 패모, 담남성, 석견천, 백화사설초, 하고초, 해조, 의이인, 관동화, 자완, 토사자, 보골지 등을 배합하여 2개월간 투여한 결과 증상이 현저하게 호전했고 종괴가 축소되었다.[2]

방약2: 석견천, 반지련, 백화사설초, 모려, 곡아, 맥아, 복령, 사삼, 구기자, 하고초, 해조, 태자삼 등을 배합하여 간암 수술 후 폐암으로 전이한 환자에게 방사선 치료와 같이 4년간 투여한 결과 증상이 많이 호전되었고 다른 곳으로 전이되지 않았다.[3]

❸ 식도암 치료

방약: 선복화, 대자석, 반하, 정향, 태자삼, 사삼, 맥문동, 와릉자(煆), 자위피, 선학초, 백화사설초, 석견천, 반지련, 천초 등을 배합하여 6개월간 투여한 결과 증상이 현저하게 호전되었다.[4]

❹ 위암 치료

방약: 태자삼, 대조, 핵도지(核桃枝), 의이인, 백화사설초, 반지련, 석견천, 토복령, 단와릉자, 오적골 등을 가감해서 6년간 투여한 결과 증상이 소실했고, 수차례 검사한 결과 암이 발견되지 않았다.[5]

❺ 유방암 치료

방약: 황기, 여정자, 남사삼, 구기자, 음양곽, 아출, 산자고, 해조, 백화사설초, 사매, 사육곡, 로봉방 등을 배합하여 1달여간 치료한 결과 종창, 통증이 소실했고 병증이 안정적이었다.[6]

❻ 간암 치료

방약: 시호(醋炒), 생지황, 백선피, 저령, 복령, 지부자, 능소화, 정력자, 선학초, 포공영, 석견천, 석류피, 반지련 등을 배합해서 장기간 간헐적으로 투여한 결과 종괴와 복수가 소실하고 증상이 안정적이었다.[7]

❼ 췌장암 치료

방약: 황연, 오수유, 오매, 연호색, 천련자, 실소산(失笑散), 아출, 적작

약, 백작약, 백화사설초, 석견천, 강잠 등을 배합하여 항암 치료와 같이 2년간 투여한 결과 증상이 소실했고 종괴가 더 이상 발전하지 않았다.[8]

🎱 용법 용량

일반적으로 6~15g을 사용한다.

🎱 독성 연구

특별히 보고된 바가 없다.

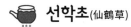 **선학초**(仙鶴草)

Agrimoniae herba

🎱 약재 개요

장미과에 속한 선학초의 전초(全草)이다. 성미는 고(苦), 삽(澁), 평(平)하고, 폐(肺), 비(脾), 간(肝)에 귀경한다. 수렴지혈(收斂止血), 살충지리(殺蟲止痢: 회충을 없애고 이질을 멎게 함)의 효능이 있어 각종 출혈증, 설사, 이질 등의 병증에 사용한다.

🎱 임상 응용

❶ 인후암 수술 후 치료

방약: 별갑, 하고초, 계혈등, 천궁, 백지, 벽호, 석곡, 황기, 하수오, 사

인, 선학초, 산수유, 창이자, 지골피, 아교 등을 가감하여 수술 후 2년
간 투여한 결과 각종 증상이 현저하게 호전되었고, 청력도 호전되었
다.[1]

❷ 폐암 치료

방약: 황기, 태자삼, 백출, 길경, 행인, 의이인, 전괄루(全栝蔞), 토복령,
반지련, 하고초, 백영, 아출, 선학초 등을 가감하여 5년간 투여한 결과
기침 등 각종 증상은 소실했고, 암 종괴는 약간 커졌다.[2]

❸ 식도암 치료

방약: 선복화, 대자석, 반하, 정향, 태자삼, 사삼, 맥문동, 와릉자(煅),
자위피, 선학초, 백화사설초, 석견천, 반지련, 천초 등을 배합하여 6개
월간 투여한 결과 증상이 현저하게 호전되었다.[3]

❹ 위암 수술 후 치료

방약: 황기, 태자삼, 백출, 산약, 토복령, 진피, 목향, 당귀, 백작약, 삼
능, 아출, 선학초, 백화사설초, 산두근 등을 가감하여 위암 수술 후 장
기간 투여한 결과 증상이 현저하게 호전했고 재발하지 않았다.[4]

❺ 간암 치료

방약: 선학초, 반지련, 서장경, 중누, 인진, 치자, 대황, 백작약, 단삼,
산사, 삼칠, 토별충, 오공, 인공우황, 서양삼, 동충하초 등을 배합하여
장기간 투여한 결과 증상이 대부분 소실했고, 영상 검사한 결과 암 종
괴가 소실하고 암 지표도 정상으로 회복했다.[5]

❻ 난소암 임파 전이 치료

방약1: 당귀, 고삼, 황백, 절패모, 단피, 홍등, 발계, 용규, 토복령, 팔

월찰, 창출, 선학초, 우슬, 의이인을 가감하여 난소암 수술 후 임파로 전이한 암을 5개월간 항암 치료와 같이 투여한 결과 증상이 소실했고 CT상에 병증이 안정적이었다.

방약2: 황기, 당삼, 석위, 생지황, 구기자, 여정자, 토사자, 양재근(羊蹄根), 화생의(花生衣), 단삼, 고삼, 권백, 반지련, 선학초, 백화사설초를 가감하여 투여한다.[6]

❼ 신장암 치료

방약: 음양곽, 선모, 파극천, 지모, 황백, 산수유, 독활, 선학초, 절패모, 자완, 오공, 지용, 원호, 감초를 배합하여 항암 치료와 같이 10개월간 투여한 결과 증상이 현저하게 호전되었다.[7]

❽ 방광암 치료

방약: 반지련, 반변련, 백화사설초, 토복령, 의이인, 동규자(冬葵子), 용규(龍葵), 선학초, 백모근, 구맥, 편축, 여정자, 당삼, 백출, 감초 등을 배합하여 3년간 투여한 결과 대부분의 증상이 소실했고 종괴는 커지지 않았으며 암수치는 정상이었다.[8]

용법 용량

일반적으로 5~15g을 사용한다.

독성 연구

아그리모폴(Agrimophol) 성분을 쥐에게 투여한 결과 LD50은 599.8mg/kg이었고, 개에게 대량 투여한 결과 양측 안구가 실명했다.

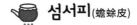

섬서피(蟾蜍皮)

Corium Bufonis

🏶 약재 개요

두꺼비과의 동물인 두꺼비의 껍질을 건조한 것이다. 성미는 량(凉), 신(辛)하고, 폐(肺), 간(肝), 비(脾)에 귀경한다. 청열해독(淸熱解毒), 이수소종(利水消腫)의 효능이 있어 종기, 암, 수종, 복수 등의 병증에 사용한다.

🏶 임상 응용

❶ 폐암 치료

방약: 사삼, 맥문동, 오미자, 어성초, 백화사설초, 황기, 저령, 복령, 지용, 천패모, 아출, 비파엽, 여정자, 섬서피를 가감하여 60여 첩을 투여하고 항암 치료와 같이 실시한 결과 약 3년간 생존했다.[1]

❷ 간암 치료

방약1: 구기자, 북사삼, 산약, 저령, 복령, 의이인, 황금, 청호, 인진, 금은화, 시호(醋炒), 팔월찰, 묘조초, 산자고, 백화사설초, 금전초, 치자, 오미자, 차전자, 용규, 전갈, 섬서피(蟾蜍皮) 등을 배합하여 원발성 간암 환자에게 2개월간 투여한 결과 증상이 현저하게 경감했다.[2]

방약2: 섬서피 주사약 20~40ml를 10%의 포도당에 혼합해서 1일 1회 정맥 주사한다. 이 방법으로 원발성 간암 환자 69명을 치료한 결과 유효율이 52.1%였고, 이 방법은 수술 치료, 방사선 치료, 항암 치료를 할 수 없는 환자에게 적합하다.[3]

❸ 방광암 수술 후 치료

방약: 당삼, 토복령, 백출, 황기, 산수유, 산약, 숙지황, 단피, 택사, 상표소, 두충, 합환피, 산조인, 자석, 로봉방, 포황, 용규, 사매(蛇苺), 백영, 금전초, 해금사, 고삼, 백모근, 섬서피(蟾蜍皮), 구맥, 편축, 대자석, 목통 등을 배합하여 수술 후 항암 치료와 같이 3개월간 투여한 결과 증상이 현저하게 개선되었다.[4]

❹ 각종 암성 통증 치료

방약: 섬서피의 수용 성분을 1회 20mg, 1일 2회, 3~6개월을 1회 치료 기간으로 근육 주사하고, 치료 기간 간(間)에는 1개월간 휴식한 후 다시 제2회 치료를 실시한다. 이 방법으로 말기 암 환자 218명(폐암 164명, 소화기암 42명, 기타 암 12명)을 치료한 결과 완치 3명, 임상 완치 2명, 현저한 효과 19명, 호전 105명, 무효가 90명이었다.[5]

❺ 백혈병 치료

방약1: 섬서피 0.15~0.3g을 캡슐에 넣어 매일 저녁 수면 전에 투여하고 10일을 1회 치료 기간으로 한다. 이 약과 양약[프레드니손(Prednisone), 1일 30~60mg]을 동시에 투여해서 급성 백혈병 환자 13명을 치료한 결과 1명 완치, 3명 호전, 4명은 유효였다.

방약2: 섬서 15마리(125g, 내장 제거)를 황주 1,500ml에 넣고 2시간 동안 끓여서 여과한 후 1회 15~30ml씩 식후에 투여하여 증상이 완화될 때까지 투여한다. 이 방법으로 백혈병 환자 32명을 치료한 결과 8명이 완치되고 24명도 현저한 효과가 있었다.[6]

🎋 용법 용량

일반적으로 1~3g을 사용한다.

🎋 독성 연구

섬서피는 독이 있어 임신부는 복용을 금해야 하며 위궤양, 위염 환자는 주의해야 하고, 외용 시 안구에 들어가지 않도록 해야 한다. 대량으로 복용하거나 주사약을 빠른 속도로 주사하면 중독 반응이 발생한다. 중독 잠복기는 30~60분이고, 상복부 불편감, 오심, 구토, 사지 감각이상, 기면, 혼미, 심계 등의 부작용이 발생할 수 있다. 심전도상의 방실전도 장애, S-T파, T파의 변형도 발생한다.

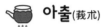 **아출**(莪朮)

Curcuma zedoaria (Berg.) Rosc.

🎋 약재 개요

생강과에 속한 여러해살이 초본 식물인 아출(莪朮)과 울금(鬱金) 뿌리이다. 성미는 신(辛), 고(苦), 온(溫)하고, 간(肝), 비(脾)에 귀경한다. 파혈소적(破血消積: 어혈과 종괴를 없애줌), 행기지통(行氣止痛) 효능이 있어 적취(積聚), 자궁근종, 폐경, 심혈관병, 타박상, 소화 불량 등의 병증에 사용한다.

🎋 임상 응용

❶ 뇌암 치료

방약: 당귀, 천궁, 형계수(荊芥穗), 천마, 삼능, 아출, 도인, 홍화, 선퇴, 전갈, 강잠, 오공 등을 배합하여 3년간 투여한 결과 증상과 종괴 대부분이 소실했다.[1]

❷ 폐암 수술 후 치료

방약: 황기, 당귀, 인삼, 행인, 자완, 사삼, 천산갑, 별갑, 후박, 전괄루(全栝蔞), 아출, 오공, 백영, 용규를 가감하여 1년간 투여한 결과(항암 치료 6회 실시) 증상이 현저하게 호전되었다.[2]

❸ 식도암 수술 후 치료

방약: 태자삼, 초백출, 복령, 급성자, 황기, 국화, 원지, 상심자, 별갑, 백지, 로봉방, 혈여탄, 위령선, 아출, 구기자, 상표소, 대자석, 백화사설초, 괄루, 반하 등을 가감하여 4년간 투여한 결과 증상이 현저하게 호전되었고 재발하지 않았다.[3]

❹ 위암 치료

방약: 울금, 복령, 당삼, 황기, 백작약, 청피, 초백출, 당귀, 아출, 삼능, 녹악매, 곡아를 배합하여 20여 첩을 투여한 결과 증상이 현저하게 호전되어 장기간 투여했다.[4]

❺ 유방암 수술 후 폐, 뼈 전이암 치료

방약: 시호(醋炒), 백지, 울금, 아출, 백작약, 백출, 연호색, 누로, 포공영, 청반하, 길경, 지각, 복령, 행인, 마황, 감초 등을 배합하여 항암 치료와 같이 장기간 투여한 결과 증상이 현저하게 호전되었다.[5]

❻ 간암 치료

방약: 생지황, 태자삼, 맥문동, 별갑, 팔월찰, 울금, 천련자, 아출, 적작약, 백작약, 하고초, 모려, 서양삼을 배합하여 2개월간 투여한 후 검사한 결과 간의 크기가 축소되었고 AFP가 음성이었다. 그후 환자는 20여 년간 생존했다.[6]

❼ 췌장암 수술 후 치료

방약: 백화사설초, 토복령, 복령, 포공영, 의이인, 아출, 삼능, 인진, 시호(醋炒), 대황, 울금, 치자, 산사(焦), 신곡(焦), 단삼, 용규를 배합하여 1년간 투여한 결과 각종 증상이 현저하게 개선했다.[7]

이외에 난소암, 악성 임파암, 신장암 등에 사용한 보고가 있다.

❈ 용법 용량

일반적으로 5~12g을 사용한다.

❈ 독성 연구

독성은 비교적 낮은 것으로 보고되었고, 아출유 주사약을 쥐의 복강과 근육에 주사한 결과 LD50은 각 819.8mg/kg, 789.1mg/kg이었다. 아출을 근육 주사하면 자극성 통증이 있고, 쾌속으로 정맥 주사하면 흉민(胸悶), 안면 홍조, 호흡 곤란 등의 부작용이 발생한다는 보고가 있다.

 야포도등(野葡萄藤)

VitiswilsonaeVeitch

❈ 약재 개요

포도과 식물인 모포도(毛葡萄)의 줄기와 잎이다. 성미는 감(甘), 평(平)하고, 간(肝), 신(腎)에 귀경한다. 청열해독(淸熱解毒), 이습소종(利濕消腫: 이뇨시켜 부은 것을 없앰), 안태지혈(安胎止血: 태아를 안정시키고 지혈시킴)의 효능이 있어 풍습관절통, 마진, 이질, 치질, 복부 팽만 등의 병증에 사용한다.

🎊 임상 응용

❶ 위암 치료

방약: 선복화, 대자석, 태자삼, 생반하, 복령, 팔월찰, 등리근, 야포도등, 발계, 반지련, 벽호 등을 투여한 결과 양호한 효능이 있었다.[1]

❷ 췌장암 치료

방약: 태자삼 12g, 백출 15g, 복령 15g, 팔월찰(八月札) 24g, 녹악매(綠萼梅) 12g, 청피 9g, 진피 9g, 반하 9g, 홍등 15g, 목만두 15g, 야포도등 30g 등을 배합하여 6개월간 치료한 결과 증상이 호전되었다.[2]

❸ 대장암 치료

방약1: 태자삼, 백출, 복령, 석곡, 팔월찰, 소엽, 홍등, 야포도등, 산약, 의이인 등을 배합하여 대장암 수술 후 항암 치료 기간 중에 투여한 결과 각종 증상이 호전했다.[3]

방약2: 태자삼, 백출, 복령, 석곡, 토사자, 보골지, 오미자, 팔월찰, 홍등, 발계, 야포도등, 의이인, 황연 등을 가감하여 대장암 수술 후 장기간 투여한 결과 증상이 호전했고 전이가 발견되지 않았다.[4]

🎊 독성 연구

특별히 보고된 바가 없다.

🎊 용법 용량

일반적으로 6~10g을 사용한다.

어성초(魚腥草)

Houttuyniae Heraba

🔆 약재 개요

삼백초과(三白草科)에 속한 약모밀의 전초(全草)이다. 성미는 신(辛), 미한(微寒)하고, 폐(肺)에 귀경한다. 청열해독(淸熱解毒), 배농이뇨(排膿利尿), 청열이습(淸熱利濕)의 효능이 있어 농혈(膿血), 각혈, 기침, 가래, 기관지염, 폐렴, 창양(瘡瘍), 비뇨기 감염 등의 병증에 사용한다.

🔆 임상 응용

❶ 폐암 치료

방약: 어성초 30g, 선학초 30g, 묘조초(猫爪草) 30g, 패장초 30g, 산해라(山海螺) 30g, 생반하 15g, 정력자 15g, 조휴(蚤休) 30g, 천문동 20g, 절패모 15g을 탕약으로 하루 1첩 복용한다.

이 방약으로 90명을 치료한 결과 2년 이상 생존율 40%, 1년 이상 생존율 55%, 6개월 이상 생존율 80%였다.[1]

❷ 폐암성 흉수 치료

방약: 폐암성 흉수(胸水)를 주사기로 빼낸 후 어성초 주사약 20ml를 흉강(胸腔)에 1일 1회, 7일을 1회 치료 기간으로 주입한다.(ml당 생약 1g 함유)

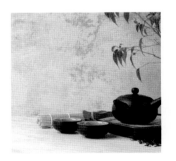

보고에 의하면 이 방법으로 11명에게 주사한 결과 흉수가 모두 제거되었다.[2]

🎏 용법 용량

일반적으로 15~25g을 사용한다. 복방(複方) 어성초 정제를 장기간 복용한 후 간 기능이나 인체에 특이한 영향은 없었으나 구강 건조, 위장 작열감, 심계(心悸), 수전(手顫) 등이 출현했다는 보고가 있었다. 어성초 약액을 주사한 후 과민 반응으로 쇼크를 일으키기도 하고 심지어 사망하기도 했다.

🎏 독성 연구

쥐의 피하에 주사한 결과 LD50은 $1.6\pm0.081g/kg$이었고, 체중이 17~20g인 쥐에게 1.5mg을 정맥 주사하고 1주일간 관찰한 결과 사망하지 않았다.

여정자(女貞子)

Ligustrum lucidum Ait.

🎏 약재 개요

목서과(木樨科)에 속한 여정(女貞)의 익은 열매이다. 성미는 감(甘), 고(苦), 양(涼)하고, 간(肝), 신(腎)에 귀경한다. 자보간신(滋補肝腎), 청열명목(淸熱明目)의 효능이 있어 어지러움, 하체 무력, 청장년 백발, 시력 감퇴 등의 병증에 사용한다.

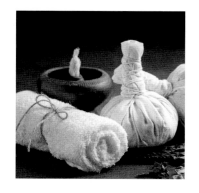

🎋 임상 응용

❶ 뇌암 치료

방약: 생지황, 숙지황, 여정자, 구기자, 천남성, 사육곡, 하고초, 해조, 모려, 중누 등을 배합하여 뇌종류 환자에게 6개월간 투여한 결과 증상이 현저하게 호전했고 CT상에서 종류의 크기가 현저하게 축소되었다.[1]

❷ 폐암 수술 후 치료

방약: 황기, 태자삼, 계혈등, 여정자, 구기자, 절패모, 산사(焦), 신곡(焦), 맥아(焦), 사인, 계내금, 토사자, 목향, 선복화, 대자석, 감초를 배합하여 항암 치료 시 3개월간 투여한 결과 각종 증상과 부작용이 현저하게 경감했다.[2]

❸ 백혈구 감소증 치료

방약: 100%의 여정자 주사약을 매회 2~4ml, 매일 1~2회 근육 주사한다.

이 방법으로 암 환자에게 방사선 치료, 항암 치료 전후 백혈구 감소증 예방과 치료 목적으로 실시한 결과 백혈구가 정상으로 회복했고, 방사선, 항암 치료를 계속할 수 있었다.[3]

❹ 항암 작용

장기간 항암 치료로 면역 기능이 저하된 환자에게 여정자 추출물 40mg을 매일 3회, 연이어 1~2개월 투여하여 152명을 치료한 결과 헤모글로빈, 적혈구, 혈소판이 증가했고, 각종 면역 기능이 향상되었으며 각종 증상도 호전되었다.[4]

❀ 용법 용량

일반적으로 7~15g을 사용한다. 소수의 환자는 구강 건조, 어지러움, 경미한 복통, 설사가 있었다.

❀ 독성 연구

여정자는 동물에게 독성이 아주 적은 것으로 나타났다. 토끼에게 신선한 여정자 75g을 1회 투여한 결과 부작용이 없었다.

오공(蜈蚣)

Scolopendra subspinipes mutilans L. Koch.

❀ 약재 개요

왕지네과(蜈蚣科) 곤충인 오공을 건조한 것이다. 성미는 신(辛), 온(溫)하고, 독이 있다. 간(肝)에 귀경하고, 식풍지경(息風止痙: 바람을 잠재워 경련을 없앰), 해독산결(解毒散結: 독을 없애고 뭉친 것을 풀어줌), 통락지통(通絡止痛: 경락을 통하게 하고 통증을 없앰)의 효능이 있어 급만성 경기, 파상풍, 각종 종기, 악창(惡瘡), 독사 교상, 임파선 결핵, 두통, 관절통증 등의 병증에 사용한다.

❀ 임상 응용

❶ 뇌암 수술 후 치료

방약: 황기, 단삼, 복령, 태자삼, 필등가(毕澄茄), 지용, 지각, 백출, 천궁, 적작, 도인, 황연, 삼칠분, 홍화, 당귀, 전갈, 오초사, 오공을 배합하

여 수년간 투여한 결과 재발하지 않았다.[1]

❷ 폐암 치료

방약: 전갈, 의이인, 백출, 구향충, 영지, 당삼, 복령, 진피, 황기, 맥아, 당귀, 강잠, 오공, 반하, 천규자(天癸子), 선퇴, 종절풍, 천마 등을 3개월간 투여한 결과 증상이 현저하게 호전되었다.[2]

❸ 식도암 수술 후 임파 전이암 치료

방약: 황약자, 천단, 해조, 모려, 원지, 당삼, 백급, 합개, 계내금, 사원자, 비파엽, 숙지황, 황기, 오공, 구등, 오적골, 사인을 가감하여 2년간 투여하고 검사한 결과 병증이 양호했다.[3]

❹ 식도암, 폐암, 자궁경부암, 구진암 치료

방약: 오공을 건조하여 분말로 만들어 매일 2~3마리를 3회로 나누어 복용하거나 오공 100마리로 200ml 주사약을 만들어 매일 2~4ml를 환부에 주사한다.

보고에 의하면 이 방법으로 위암 환자 7명을 치료한 결과 1명 완치, 2명 현저한 효과, 2명 유효, 2명은 무효였고, 식도암 환자 11명을 치료한 결과 4명 현저한 효과, 5명 유효, 2명은 무효였다. 폐암 환자 3명에게는 모두 무효였고, 유선암 환자 3명 중 2명은 현저한 효과, 1명은 무효였다. 피부암 환자 3명 중 2명은 완치, 1명은 무효였고, 진선암(脣腺癌) 환자 1명은 무효였다. 자궁경부암 환자 5명은 모두 유효였다.[4]

❺ 만성 임파절 염증성 종괴 치료

방약: 오공 2마리 분말을 계란 1개에 넣고 쪄서 익으면(껍질 제거) 매일 1개를 하고초 10g을 수전한 약액으로 복용하고, 15일을 1회 치료 기간으로 한다.

보고에 의하면 이 방법으로 본병 환자를 치료한 결과 양호한 효과가
있었다.[5]

🎱 용법 용량

일반적으로 1.5~4.5g을 사용한다. 보고에 의하면 오공 9g을 3회 복
용한 후 무력증, 갈색 소변 등이 출현했다. 진단은 용혈성 빈혈이었다고
보고했다.

🎱 독성 연구

오공은 독이 있어 대량 복용을 금한다. 오공 주사약을 근육 주사하
면 10분간 국부에 작열감, 안면의 경미한 홍조, 두혼두장감(頭昏頭張感),
오심, 구토, 복통, 설사, 무력, 호흡 곤란, 체온 하강, 혈압 하강 등의 증
상이 있고, 이 증상은 일반적으로 1~2시간 후에 소실된다고 보고했다.

 오배자(五倍子)

chinensis Galla

🎱 약재 개요

옻나무과(漆樹科)에 속한 낙엽관목(落葉灌木)이나 붉나무(鹽膚木) 혹은
청부양(靑麩楊) 등의 잎에 기생하는 벌레의 집이다. 성미는 산(酸), 삽(澁),
한(寒)하고, 폐(肺), 대장(大腸), 신(腎)에 귀경한다. 청열렴폐(淸熱斂肺: 열을 없
애고 폐를 수렴함), 렴장(斂腸), 삽정(澁精), 염한(斂汗), 지혈(止血)의 효능이 있어

기침, 객혈, 자한, 도한, 설사, 이질, 유정, 붕누, 습창 등의 병증에 사용한다.

🎎 임상 응용

❶ 식도암 치료

방약: 복방오배자 주사약(오배자, 가자, 명반으로 구성) 4ml를 미토마이신(Mitomycin) 2ml와 혼합하여 내시경으로 환부를 찾아 NM-IK 주사기로 4~5곳을 매주 1회 주사하고, 모두 4회 실시한다.

이 방법으로 말기 분문암, 식도암 환자 23명을 치료한 결과 현저한 효과 3명, 12명 호전, 4명 유효, 2명 진보, 2명은 무효했다.[1]

❷ 간암 치료

방약: 오배자, 마전자, 오공, 전갈, 녹반(綠礬) 각 150g, 동단(銅丹), 청대 각 90g, 백급, 유향, 몰약 각 75g, 빙편 45g, 명반, 석고 각 240g, 대황, 자초 각 350g의 분말을 오동유 1,000g에 혼합해 고약으로 만들어 환부에 도포한다. 그리고 오배자, 산자고, 인진, 토사자, 계내금, 당삼, 산약, 대황 각 6g, 시호, 청호, 황기 각 4.5g, 백화사설초, 황약자, 반변련, 금은화 각 15g을 탕약으로 투여하여 간암을 치료한 결과 암세포가 작아졌고, 황달 등의 증상이 소실했다.

❸ 갑상선 종대(腫大) 치료

방약: 오배자(炒黃: 철제 용기 사용 금지)를 분말로 만들어 수면 전에 식초에 개어 환부에 붙이고 익일 아침에 제거하는데, 7회를 치료 기간으로 실시한다.[2]

이 방법으로 23명을 치료한 결과 20명 완치, 3명은 무효했다.

☷ 용법 용량

일반적으로 1.5~5g을 사용한다. 오배자에는 탄닌(tannin) 성분이 있어 발효성 약과 같이 복용하지 않는다. 공복에 대량으로 복용하면 복통, 구토, 설사, 혹은 변비가 발생한다. 경미한 자는 투약을 중지하면 증상이 소실하나 심한 자는 대증 치료를 해야 한다.

☷ 독성 연구

오배자 수전액 20g/kg을 쥐에게 경구 투여한 결과 아무런 이상이 없었으나 피하 주사에서는 국소 궤양, 괴사가 발생했다. 또한 불안, 행동 둔화, 위축, 식욕 부진, 호흡 촉박 등이 출현했으며 24시간 후에 사망했다. 100% 오배자 수전액 0.25ml를 쥐의 복강에 주사한 결과 12시간 내에 사망했으나 1/10 용량에서는 이상이 없었다.

🫖 용규(龍葵)

Solanum nigrum L.

☷ 약재 개요

가지과 식물인 용규의 전초이다. 성미는 고(苦), 한(寒)하고, 방광에 귀경한다. 청열해독(清热解毒), 활혈소종(活血消肿: 어혈을 풀어주고 수종을 없애줌)의 효능이 있어 각종 종기, 단독, 타박상, 만성 기관지염, 급성 신장염, 피부 습진, 배뇨 장애, 백대하, 전립선염 등의 병증에 사용한다.

✿ 임상 응용

❶ 폐암 치료

방약: 황기, 당귀, 인삼, 행인, 자완, 사삼, 천산갑, 별갑, 후박, 전괄루
(全栝蔞), 아출, 오공, 백영, 용규를 가감하여 수술한 환자에게 6개월간
항암 치료와 같이 투여한 결과 증상이 현저하게 호전했다.[1]

❷ 요추암 치료

방약: 시호(醋炒), 황금, 복령, 백출, 계혈등, 아출, 적작약, 백화사설
초, 백영, 용규, 투골초, 보골지, 골쇄보 등을 배합하여 요추암(유방암에
전이)을 6개월간 항암 치료와 같이 치료한 결과 요통이 소실했고, 암이
더 이상 발전하지 않았다.[2]

❸ 간암 치료

방약: 대자석, 태자삼, 맥문동, 산약, 음양곽, 저령, 용규, 팔월찰, 별
갑, 단삼, 백작약, 포공영, 백모근, 백출 등을 가감하여 7개월간 투여한
결과 증상이 현저하게 호전되었고 종류의 크기가 축소되었다.[3]

❹ 췌장암 치료

방약: 황연, 후박, 곽향, 백출, 산약, 선퇴, 방풍, 진피, 향연, 용규, 백
화사설초를 가감하여 수술한 췌장암 환자에게 2개월간 투여한 결과
증상이 호전했다.[4]

❺ 신장암 치료

방약: 별갑, 천산갑, 숙대황(熟大黃), 토별충, 도인, 구향충, 자위피, 귀
만두, 용규, 반지련, 담남성, 오공, 백화사설초, 토복령, 발계, 천화분
등을 배합하여 수개월간 투여한 결과 종괴가 축소하고 통증이 경감했
다.[5]

🎴 용법 용량

일반적으로 15~30g을 사용한다.

🎴 독성 연구

용규의 솔라니그린(solanigrine)은 용혈 작용이 있어 과다 복용하면 두통, 복통, 구토, 설사, 동공 확대, 정신 착란, 혼수 등의 중독 증상이 발생할 수 있다. 어린이가 익지 않은 과실을 복용하고 사망한 사례가 있다. 솔라소딘(oslasodine) 성분은 독성이 더 강한 것으로 알려졌다.

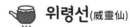

위령선(威靈仙)

Clematidis Radix

🎴 약재 개요

미나리제비과(毛茛科)에 속한 위령선의 뿌리이다. 성미는 신(辛), 함(鹹), 온(溫)하고, 방광에 귀경한다. 제풍습(除風濕), 통락지통(通絡止痛), 치골경(治骨鯁: 물고기의 뼈가 목구멍에 박힌 것을 치료함)의 효능이 있어 관절통, 굴신 장애, 저린감, 골경(骨鯁) 등의 병증에 사용한다.

🎴 임상 응용

❶ 뇌암 치료

방약: 황기, 선학초, 당귀, 담남성, 위령선, 울금, 백반, 전갈, 절패모, 지용, 대조, 모려, 강잠, 하고초, 천궁, 선퇴, 백지, 저령, 복령, 도인, 비

파엽, 자석, 적작약, 자완, 홍화를 가감하여 6개월간 투여한 결과 증상이 현저하게 호전되었다.[1]

② 폐암 전이 임파암 치료

방약: 당삼, 백출, 창출, 복령, 진피, 강반하, 의이인, 목향, 불수, 위령선, 호로파, 토사자, 택란엽, 석견천, 백화사설초, 아출, 단삼, 계내금(炒), 산사(焦), 신곡(焦) 등을 가감하여 투여한 결과 증상이 호전했다.[2]

③ 식도암 치료

방약: 선복화, 대자석, 반하, 담남성, 진피, 소경, 지각, 사삼, 천화분, 위령선, 급성자, 산두근, 석견천, 반지련, 자감초, 정향, 삼칠, 벽호 등을 가감하여 10개월간 투여한 결과 증상이 현저하게 개선했다.[3]

④ 위암 수술 후 치료

방약: 부자, 당삼, 백출, 저령, 복령, 선학초, 사인, 건강, 석곡, 위령선, 오매, 화마인, 생황기, 자황기, 육종용, 계혈등, 아출, 지실, 불수, 빈낭, 포공영, 자감초, 모려, 백화사설초, 백작약, 소경, 하경 등을 가감하여 장기간 투여한 결과 증상이 현저하게 호전되었고 재발하지 않았다.[4]

⑤ 피부암 치료

방약: 위령선, 파두, 빙편, 초오(법제), 생대황, 청목향, 토별충의 분말을 백주(白酒)와 식초(비율 1:2)에 혼합해서 환부를 도포한다.

이 방약으로 피부 양성 종류(腫瘤) 환자 44명을 치료한 결과 38명은 완전 소실했고 6명은 현저하게 축소했다.

✿ 용법 용량

일반적으로 5~12g을 사용한다. 목에 걸린 생선뼈를 내릴 때는 30g까지 사용할 수 있다.

✿ 독성 연구

위령선의 전체에는 독이 있다. 줄기, 잎의 수액이 피부에 접촉하면 수포, 궤양이 발생하고, 대량으로 복용하면 구토, 복통, 강렬한 설사를 유발한다. 쥐의 복강에 주사한 결과 LD50은 50~150mg/kg이었다. 본 약을 대량으로 복용한 후 위장 출혈 및 중독으로 사망한 사례가 있다.[5]

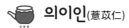 의이인(薏苡仁)

Coix lachryma

✿ 약재 개요

벼과에 속한 의이의 익은 종자이다. 성미는 감(甘), 담(淡), 미한(微寒)하고, 비(脾), 위(胃), 폐(肺)에 귀경한다. 건비이수(健脾利水: 비장을 튼튼하게 하고 이뇨시킴), 삼습제비(滲濕除痺: 습을 제거하여 통증을 없앰), 청열배농(淸熱排膿: 열을 없애고 고름을 배출시킴), 서근(舒筋)의 효능이 있어 수종, 배뇨 장애, 설사, 관절통, 폐와 대장의 농종(膿腫) 등의 병증에 사용한다.

✿ 임상 응용

❶ 폐암 치료

방약: 북사삼, 천문동, 맥문동, 석곡, 행인, 패모, 담남성, 석견천, 백화사설초, 하고초, 해조, 의이인, 산약, 자완, 관동화, 토사자, 보골지, 음양곽, 가자, 계내금, 호로파, 강잠, 괄루피, 동과피 등을 가감하여 장기간 투여한 결과 증상이 현저하게 호전되었고, 종괴가 축소하고 암수치가 경감했다.[1]

❷ 식도암 치료

방약: 생황기, 남사삼, 북사삼, 천문동, 맥문동, 산수유, 팔월찰, 생의이인, 발계, 녹악매, 하고초, 해조 등을 4개월간 투여해서 식도암을 치료한 결과 증상이 호전했고 병증이 안정적이었다.[2]

❸ 위암 수술 후 전이암 치료

방약1: 황기, 영지, 여정자, 아출, 서장경, 반하, 의이인, 백출, 계내금, 산사(焦), 신곡(焦), 맥아(焦), 원호색, 세신, 천산갑, 후박, 천화분, 옥죽, 맥문동, 생지황 등을 가감하여 항암 치료와 같이 투여한 결과 증상이 현저하게 개선했다.[3]

방약2: 진피, 반하, 담남성, 울금, 아출, 청피, 빈낭, 의이인, 래복자, 소경, 감초, 후박, 지각, 백영, 백화사설초, 반지련, 등리근, 불수, 합환피, 당삼 등을 가감하여 6개월간 투여한 결과(수술 후, 항암 치료 실시) 증상이 현저하게 호전했고, 암 수치가 정상이었으며 CT상에서 병증이 발견되지 않았다.[4]

❹ 유방암 수술 후 치료

방약: 당삼, 백출, 복령, 백합, 지모, 천문동, 구기자, 의이인, 황기, 당귀, 백작약, 야교등, 부소맥, 녹악매, 불수, 산자고, 석류피, 백화사설초 등을 가감하여 장기간 투여한 결과(항암 치료 3회 실시) 증상이 현저하게 호전되었고 재발하지 않았다.[5]

❺ 간암 치료

방약: 당삼, 의이인, 백출, 복령, 산약, 후박, 방풍, 백작약, 시호, 목향, 사인, 지각, 감초, 진피, 황기, 반하, 택사, 백화사설초, 반변련, 아출, 곽향 등을 가감하여 70여 첩을 투여한 결과 증상이 현저하게 경감했고, 간 기능, AFP가 음성이었다.[6]

❻ 자궁 난소 낭종 치료

방약: 의인부자패장산(생의이인, 숙부자, 패장초로 구성)을 탕약으로 투여해서 자궁난소 낭종 환자 11명을 치료한 결과 초음파상에서 모두 소실되었고, 평균 치료기간은 44일이었다.[7]

❼ 담낭 용종 치료

방약: 생의이인(包煎) 120g, 시호(醋炒) 10g, 청피 15g, 진피 15g, 지실 15g, 원호 15g, 울금 15g, 단삼 20g, 황연 6g, 별갑(炙: 先煎) 20g, 천초(川椒) 10g, 울금 10g, 자감초 10g을 수전하여 하루 1첩, 30일을 1회 치료 기간으로 복용한다.

이 방약으로 담낭 용종 환자 98명을 치료한 결과 89명 완치, 6명 현저한 효과, 3명은 무효했다.[8]

❽ 소화기 용종 치료

방약: 시호(醋炒) 6~18g, 묘인삼(猫人蔘) 30~120g, 묘조초(猫爪草) 15~30g, 생의인 30~120g, 수궁(守宮) 2~3마리(쌀로 볶다가 쌀을 제거한 후 분말을 만들어 단독으로 복용), 석견천(石見穿) 15~60g, 황기(炙) 15~60g, 자감초 6~18g을 수전하여 매일 3회 식후에 복용한다.

이 방약으로 소화도(消化道) 용종 환자 15명을 치료한 결과 13명은 완치, 2명 유효했다.[9]

이외에 췌장암, 대장암, 난소암, 임파암, 신장암, 방광암 등에도 사용한 보고가 있다.

⊛ 용법 용량

일반적으로 12~40g을 사용한다. 의이인으로 편평우를 치료할 때 대

부분 피부가 증대(增大)하거나 발적하고 염증이 가중했지만, 계속 치료한 후에는 증상이 소실했다

✿ 독성 연구

의이인을 아세톤으로 추출하여 쥐의 위장에 주입한 결과 최대 용량은 10ml/kg이고, 의이인소(素) 20, 100, 500mg/kg을 매일 1회, 30일간 투여한 결과 아무런 부작용이 없었다.[10]

🍵 인삼(人蔘)

Ginseng Radix

✿ 약재 개요

두릅나무과(五加科)에 속한 인삼의 뿌리이다. 성미는 감(甘), 미고(微苦), 미온(微溫)하고, 비(脾), 폐(肺)에 귀경한다. 대보원기(大補元氣), 보폐건비(補肺健脾), 생진지갈(生津止渴), 녕신증지(寧神增智)의 효능이 있어 탈진, 피로, 식욕 부진, 호흡 촉박, 자한, 소갈증, 정신 불안, 불면증, 건망증, 양위증 등의 병증에 사용한다.

✿ 임상 응용

❶ 폐암 치료

방약: 황기, 당귀, 인삼, 행인, 자완, 사삼, 천산갑, 별갑, 후박, 전괄루(全栝蔞), 아출, 오공, 백영, 용규를 가감하여 수술한 환자에게 6개월간 항암 치료와 같이 투여한 결과 증상이 현저하게 호전했다.[1]

❷ 악성 종류(腫瘤) 치료

방약: 인삼 주사약 2ml를 매일 2회, 혹은 4ml를 매일 1회 주사하고, 30일을 1회 치료 기간으로 한다.

이 방법으로 항암 치료로 백혈구가 감소한 종류 환자 229명을 치료한 결과 120명은 현저한 효과, 22명은 유효, 81명은 무효했다. 이외에 인삼 대용으로 당삼을 각종 암 환자에게 투여한 보고가 무수히 많다. 인삼(당삼)은 면역 증강의 효능이 있어 암을 억제시키는 것으로 밝혀졌다.

🎖 용법 용량

일반적으로 4~12g을 사용한다.

🎖 독성 연구

3%의 팅크제 100ml를 경구 복용한 후 경미한 불안 증세, 흥분 작용이 출현했고, 200ml나 대량으로 복용한 후에는 피부 반점, 가려움증, 두통, 어지러움, 체온 상승, 출혈 등의 부작용이 나타났다. 어떤 보고에 의하면 인삼 40g을 200ml로 수전하여 복용한 후 좌심부전, 소화기 출혈로 사망했다고 한다. 건강한 자가 대량으로 복용한 후 가슴 답답함, 복부 팽만의 증상을 호소했다는 보고가 있고, 신생아가 인삼 0.3~0.6g을 탕약으로 복용한 후 중독되어 1명이 사망한 사례도 있다. 어떤 의사는 장기간 인삼을 남용한 133명을 관찰한 결과 14명이 중독 중상을 호소했다고 밝혔는데, 그 증상으로는 고혈압, 신경 과민, 불면증, 설사 등이 있었고, 이 증상들은 스테로이드의 중독 증상과 유사하다고 보고했다.

🫖 인진호(茵蔯蒿)

Artemisia capillaris Thunb.

🏶 약재 개요

국화과(菊花科)에 속한 빈호(濱蒿)와 인진호의 전초(全草)를 건조한 것이다. 성미는 고(苦), 미한(微汗)하고, 비(脾), 위(胃), 간(肝), 담(膽)에 귀경한다. 이습퇴황(利濕退黃: 이뇨시키고 황달을 없앰), 청열해독(淸熱解毒)의 효능이 있어 황달, 습창(濕瘡), 가려움증 등의 병증에 사용한다.

🏶 임상 응용

❶ 간암 치료

방약: 인진 30g, 생지황, 판람근, 천화분 각 15g, 산치자, 고삼, 단피, 적작약, 현삼 각 9g, 대황 6g, 황연, 용담초 각 4g, 인공우황 1.2g을 수전하여 매일 3회 복용한다.

❷ 유선암 치료

방약: 인진, 반지련 각 30g, 산약, 백작약, 의이인 각 9g, 당삼, 백부, 행인, 유황 각 5g, 시호, 복령, 연교 각 3g을 수전하여 복용한다.

❸ 췌장암 치료

방약: 인진, 반지련, 야국화 각 30g을 수전하여 매일 3회 복용하고, 인공우황, 절패모, 청대 각 0.3g의 분말을 수전약액과 같이 복용한다.

이 방법으로 치료한 결과 증상이 경감하고 황달이 소실했으며 생존 기간이 연장되었다.

❁ 용법 용량

일반적으로 6~15g을 사용한다. 급성 전염성 황달형 간염 치료 시에는 1일 용량으로 성인은 500~1,000g을 초과해야 하고, 소아는 500g 이상을 사용해야 한다고 주장하는 학자도 있다. 대량 복용 시 두운(頭暈), 구역질, 상복부의 포만감, 작열감 등의 부작용이 발생했다.

❁ 독성 연구

특별히 보고된 바가 없다.

 ## 저령(豬苓)

Polyporus umbellatus Fr

❁ 약재 개요

다공균과(多孔菌科)에 속한 저령의 균핵(菌核)이다. 성미는 감(甘), 담(淡), 평(平)하고, 신장, 방광에 귀경한다. 이수소종(利水消腫)의 효능이 있어 배뇨 장애, 수종, 설사, 소변 혼탁, 대하(帶下) 등의 병증에 사용한다.

❁ 임상 응용

❶ 폐암 치료
방약: 사삼, 맥문동, 오미자, 어성초, 백화사설초, 황기, 저령, 복령, 지용, 천패모, 아출, 비파엽, 여정자, 섬서피를 가감하여 60여 첩을 투여하며 항암 치료와 같이 실시한 결과 약 3년간 생존했다.[1]

❷ 신장암 치료

방약: 황기, 여정자, 보골지, 백출, 저령, 복령, 산수유, 우슬, 하고초, 강반하, 하수오, 구기자, 국화, 치자, 담두시, 택사, 토패모 등을 가감하여 4년간 치료한 결과 CT상에 종괴가 소실했고, 각종 증상이 현저하게 개선되었다.[2]

❸ 전립선암 수술 후 치료

방약: 산약, 숙지황, 황기, 태자삼, 황정, 산조인, 원지, 저령, 택사, 단삼, 천궁, 산사, 부소맥, 사매, 용규 등을 가감하여 2개월간 투여한 결과 각종 증상이 현저하게 개선했고, 암 수치가 정상이 되었다.[3]

❹ 암성(난소암) 복수 치료

방약: 시호(醋炒), 지각, 대복피, 저령, 택사, 택란, 황기, 삼능, 아출, 귤핵, 백출, 산약, 토복령, 육계, 천산갑 등을 가감하여 항암 치료와 같이 투여한 결과 복수가 현저하게 경감했고 각종 증상도 호전되었다.[4]

용법 용량

일반적으로 6~12g을 사용하고, 중한 자는 20~25g까지 사용한다.

독성 연구

저령을 근육 주사한 후 소수의 환자는 구강 건조, 두운(頭暈), 피부 가려움 등의 부작용이 있었고, 장기간 시술자는 국소 흡수 장애가 있었다.

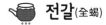 **전갈**(全蝎)

Buthus martensii Karsch.

약재 개요

전갈과의 곤충인 전갈의 몸체를 건조한 것이다. 성미는 신(辛), 평(平)하고 독이 있고 간(肝)에 귀경한다. 식풍지경(息風止痙: 바람을 잠재워 경련을 없앰), 해독산결(解毒散結: 독을 없애고 뭉친 것을 풀어줌), 통락지통(通絡止痛: 경락을 통하게 하고 통증을 없앰)의 효능이 있어 경련, 경기(驚氣), 와사증, 각종 종기, 편두통, 관절통 등의 병증에 사용한다.

임상 응용

❶ 뇌암 치료

방약: 당귀, 천궁, 형계수(荊芥穗), 천마, 삼능, 아출, 도인, 홍화, 선퇴, 전갈, 강잠, 오공 등을 배합하여 3년간 투여한 결과 증상과 종괴가 대부분 소실했다.[1]

❷ 암성 통증 치료

방약: 전갈, 오공, 백화사 각 30g, 뇨사(硇砂) 5g, 수질 30g, 섬서피 1g, 율무(炒) 50g, 택칠(신선한 것) 60g을 분말로 만들어 캡슐에 넣어 매일 3회, 매회 2~4알을 복용한다.

이 방약으로 암성 통증 환자 40명을 치료한 결과 I급 18명, II급 14명 중 12명, III급 8명 중 2명의 통증이 소실되었다.[2]

❸ 자궁경부암 치료

방약: 전갈 6g, 오공 3마리, 곤포, 해조, 당귀, 속단, 반지련, 백화사

설초 각 24g, 백작약, 향부, 복령 각 15g, 시호(醋炒) 9g을 수전하여 매일 1첩을 복용하고, 운남백약(약명: 云南白藥) 2g을 복용한다. 이 방약으로 자궁경부암 환자 13명을 치료한 결과 20년 생존 1명, 13년 생존 3명, 8년 생존 4명, 6개월 생존 2명이었다.[3]

❹ 식도암 치료

방약: 전갈, 오공 각 120g, 오초사, 괄루 각 500g, 생의인 1,000g, 뇨사(硇砂) 15g, 조각자 250g을 분말로 만들어 매회 5g씩, 매일 3회 복용한다.

이 방약으로 식도암을 치료한 결과 양호한 효능이 있었다.[4]

❺ 각종 암 치료

전갈의 추출물은 유선암, 육종(sarcoma), 결장암, 간암 등을 억제하는 작용이 있었다.[5]

이외에 뇌암, 인후암, 폐암, 간암, 임파암 등에 사용한 보고가 있다.

용법 용량

탕제로는 2~10g을 사용하고, 분말로는 매회 0.6~1g을 복용한다. 외용으로도 사용 가능하다. 본 약재는 독이 있으므로 대량을 사용해서는 안 된다. 대량 복용 후 소수의 환자는 피부 손상의 부작용이 있었다. 피부 손상 시에는 인동등, 녹두의, 생감초를 수전하여 복용하면 치료된다고 보고했다.

독성 연구

전갈 독을 토끼의 복강에 주사한 결과 치사량은 0.07mg/kg이고,

쥐는 0.5mg/kg, 개구리는 0.7mg/kg이었다. 인간이 30~60g을 복용하면 중독될 수 있다. 잠복기는 1~4시간이고 초기에는 두통, 사지 경련이 발생한다. 이어서 혈압 상승, 용혈, 심계 등이 발생하고, 심하면 전신 무력, 호흡 곤란, 혼미 등이 발생한다.

 종절풍(腫節風)

Sarcandra glabra(Thunb.) Nakai

약재 개요

홀아비꽃대과에 속한 초산호속(草珊瑚屬)의 전초이다. 성미는 고(苦), 신(辛), 평(平)하고, 심(心), 간(肝)에 귀경한다. 청열량혈(淸热凉血), 활혈소반(活血消斑: 어혈을 풀어주고 반점을 없앰), 거풍통락(祛风通络)의 효능이 있어 혈열성(血熱性) 자반, 자전, 풍습관절통, 타박상, 사지 저린감, 골절, 생리통, 폐렴, 맹장염, 담낭염, 구강염 등의 병증에 사용한다.

임상 응용

❶ 폐암 치료

방약: 전갈, 의이인, 초백출, 구향충, 영지, 당삼, 복령, 진피, 황기, 맥아, 당귀, 강잠, 오공, 반하, 천규자(天癸子), 산약, 선퇴, 천마, 종절풍, 황정, 구기자를 배합하여 3개월간 투여한 결과 증상이 현저하게 호전되었다.[1]

❷ 신장암 수술 후 치료

방약: 남사삼, 북사삼, 천문동, 맥문동, 태자삼, 황기, 별갑, 구기자,

여정자, 한련초, 산자고, 종절풍, 묘조초, 선학초, 의이인, 로봉방, 토복령, 반지련, 백화사설초, 택칠, 용규, 비해 등을 배합하여 신장암 수술 후 방사선 치료하는 환자에게 투여한 결과 각종 부작용이 현저하게 경감했다.[2]

⊞ 용법 용량

일반적으로 9~30g을 사용한다.

⊞ 독성 연구

종절풍 침출 분말을 쥐의 위장에 투여한 결과 LD50은 24.75±8.5g/kg이었고, 쥐의 복강에 주사한 결과 LD50은 7.78g/kg이었다.

🍶 중누(重楼)

paris polyphylla Smith var.

⊞ 약재 개요

백합과 식물인 운남중누, 혹은 칠엽일지화의 뿌리이다. 성미는 고(苦), 미한(微寒)하고, 간(肝)에 귀경한다. 청열해독(清熱解毒), 소종지통(消腫止痛), 량간정경(凉肝定驚: 간의 열을 내리고 놀람을 안정시킴)의 효능이 있어 각

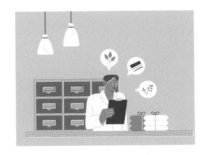

종 종기, 인후 종통, 독사 교상, 경기(驚氣) 등의 병증에 사용한다.

🎴 임상 응용

❶ 뇌암 치료

방약: 생지황, 숙지황, 여정자, 구기자, 천남성, 사육곡, 하고초, 해조, 모려, 중누 등을 배합하여 뇌종류 환자에게 6개월간 투여한 결과 증상이 현저하게 호전되었고 CT상에서 암의 크기가 현저하게 축소되었다.[1]

❷ 폐암 치료

방약: 생황기, 북사삼, 백출, 황정, 여정자, 산수유, 천우슬, 골쇄보, 중누, 오공, 투골초, 계혈등 등을 배합하여 폐암 환자(척추와 종격임파에 전이, 약물 및 방사선 항암 치료 실시)에게 투여한 결과 통증이 완화되었고, 장기간 복용 후 증상이 안정적이었다.[2]

❸ 식도암 치료

방약: 금전초, 강황, 백영, 용규, 토복령, 중누, 백화사설초, 백출, 복령, 태자삼, 황기, 구기자 등을 배합하여 5년간 식도암 환자에게 투여한 결과 증상이 현저하게 호전했고, 암세포가 더 성장하지 않았다.[3]

❹ 간암 치료

방약: 선학초, 반지련, 서장경, 중누, 인진, 치자, 대황, 백작약, 단삼, 산사, 삼칠, 토별충, 오공, 인공우황을 탕약으로 투여하고, 서양삼, 동충하초를 가감하여 간암 환자에게 10회 재진까지 투여한 결과 CT상에서 암덩이가 발견되지 않았고, AFP가 음성이었다.[4]

🎴 용법 용량

일반적으로 3~9g을 사용한다.

🏵 독성 연구

중독량은 60~90g이고, 중독 잠복기는 1~3시간이다. 중독되면 구역
질, 구토, 설사, 두통, 어지러움, 경련 등의 증상이 발생한다.

🫖 천화분(天花粉)

Trichosanthes kirilowii Maxim

🏵 약재 개요

호로과(葫蘆科)에 속한 괄루의 뿌리를 건조한 것이다. 성미는 고(苦),
미감(微甘), 한(寒)하고, 폐(肺), 위(胃)에 귀경한다. 청열생진(淸熱生津), 윤조
화담(潤燥化痰: 건조한 것을 윤활하게 하고 가래를 삭힘), 소종이농(消腫利膿: 부종과 고름
을 없앰) 효능이 있어 구강 건조, 번갈(煩渴), 소갈증, 기침, 가래, 각혈, 각
종 종기 등의 병증에 사용한다.

🏵 임상 응용

❶ 인후암 치료

방약: 용담초, 치자, 황금, 대황, 천화분, 생지황, 택사, 차전초, 백작
약, 야국화, 석상백(石上柏), 백모근 등을 가감하여 방사선 치료와 같이
2년간 투여한 결과 CT상에서 종괴가 소실했고, 증상도 현저하게 경감
했다.[1]

❷ 식도암 치료

방약: 천화분 15g, 황기, 황정 각 30g, 계내금 10g, 진피, 자감초 각

6g을 수전하여 1일 1첩을 복용하고, 항암 치료를 실시한다.[2]

이 방법으로 식도암, 분문암 환자 32명을 치료한 결과 완치 2명, 호전 11명, 안정 16명, 악화 3명이었다.

❸ 위암 치료

방약: 남사삼, 북사삼, 천화분, 백출, 지각, 불수, 복령, 옥죽, 아출, 선학초, 팔월찰, 생의이인, 의이인(炒), 백화사설초를 가감하여 3주간 투여한 결과 연하 곤란 호전, 식욕 증가, 통변 등의 효능이 있었고, 그후 장기간 투여했다.[3]

❹ 폐암 치료

방약: 천화분, 사삼, 해합각 각 15g, 맥문동, 백미 각 12g, 백화사설초, 반지련 각 30g, 생감초 6g, 천패모 분말 3g(단독 복용)을 수전하여 1일 1첩을 복용한다. 이 방법으로 105명(환자 중 45명은 방사선, 항암 치료, 수술을 동시 실시)을 치료한 결과 기침 증상이 현저하게 개선되었고, 1년 이상 생존율이 40%, 그중 3명은 9년 이상 생존했다.[4]

❺ 췌장암 치료

방약: 대황(법), 도인, 토별충, 구향충, 연호색, 천련자, 시호(醋炒), 적작약, 천화분, 팔월찰, 중누, 섬서피, 백화사설초를 가감하여 장기간 투여한 결과 양호한 효능이 있었다.[5]

❀ 용법 용량

일반적으로 10~15g을 사용한다. 천화분 추출물을 주사한지 6~8시간 경과 후 발열이 있었으며 체온은 대부분이 38~39℃ 사이였고 48시간 이후 소실되었다. 천화분 단백질의 부작용은 발열, 두통, 피부 발진, 인후부 통증 등이 있고, 심한 경우에는 쇼크를 초래한다. 사용 전에 피하 실험 후 사용하고, 알레르기 체질이나 간, 신장, 심장의 기능 장애가 있는 환자는 사용을 금한다. 출혈, 빈혈, 지능 장애, 급성 염증이 있는 환자는 주의해서 사용한다.

❀ 독성 연구

천화분 주사약 0.2~2mg/kg을 개에게 근육 주사한 결과 부작용이 3~5일 만에 회복되었으나 3~4mg/kg을 주사한 결과 대부분이 1~2주일 만에 사망했다. 그리고 백혈구가 증가하고 0.2~2mg/kg에서는 심전도상의 S-T파가 하강했으나 2~3일에 회복했다. 3~4mg/kg에서는 S-T파가 점진적으로 하강하고 T파도 현저하게 바뀌었다. 또한 간장, 신장에 영향이 있었다. 3~4mg/kg에서는 SGPT가 상승했고 NPNI가 200mg/kg쯤 되었다.

🍵 태자삼(太子蔘)

Pseudostellaria heterophylla(Miq.) Pax ex Pax et Hoffm.

❀ 약재 개요

석죽과 식물인 태자삼의 뿌리이다. 성미는 감(甘), 미고(微苦), 평(平)하고, 비(脾), 폐(肺)에 귀경한다. 보기건비(補气健脾), 생진윤페(生津润肺)의 효능이 있어 폐비(肺脾)의 기음(气陰) 부족으로 인한 피로, 자한(自汗), 식욕부진, 기침 등의 병증에 사용한다.

🎗 임상 응용

❶ 뇌암 수술 후 치료

방약1: 황기, 태자삼, 백출, 토복령, 승마, 갈근, 천궁, 만형자, 익지인, 반하, 천마, 진피, 담남성, 죽여, 원지, 조각자, 천산갑, 전갈, 오공, 산자고 등을 배합하여 뇌암 수술한 환자에게 2개월간 투여한 결과 증상이 현저하게 호전되었다.[1]

방약2: 황기, 단삼, 복령, 태자삼, 필등가(蓽澄茄), 지용, 지각, 백출, 천궁, 적작약, 도인, 황연, 삼칠분, 홍화, 당귀, 전갈, 오초사, 오공 등을 배합하여 뇌하수체 종류 수술 후 수개월간 투여한 결과 증상이 호전되었다.[2]

❷ 인후암 치료

방약: 태자삼, 사삼, 현삼, 옥죽, 지황, 맥문동, 천화분, 자초, 천규자(天葵子), 여정자, 선퇴, 강잠을 배합하여 항암 치료와 같이 3개월간 투여한 결과 증상이 소실했다.[3]

❸ 폐암 방사선 치료 후유증 치료

방약: 황기, 태자삼, 계혈등, 여정자, 구기자, 절패모, 사인, 계내금, 토사자, 목향, 선복화, 대자석을 배합하여 방사선 치료로 인한 소화기 부작용에 3개월간 투여한 결과 증상이 소실했다.[4]

❹ 식도암 치료

방약1: 선복화, 대자석, 반하, 정향, 태자삼, 사삼, 맥문동, 와릉자(煅), 자위피, 선학초, 백화사설초, 석견천, 반지련, 천초 등을 배합하여 6개월간 투여한 결과 증상이 현저하게 호전되었다.[5]

방약2: 대자석, 복령, 선복화, 동능초, 강반하, 황연, 아출, 사인, 생황기 등을 배합하여 40여 첩을 투여한 결과 증상이 많이 호전했다.[6]

❺ 위암 수술 후 치료

방약: 태자삼, 백출, 복령, 진피, 목향, 신곡(焦), 맥아(焦), 곡아(炒), 계내금(炒), 의이인, 대조, 연호색, 산자고, 해조, 반지련을 가감하여 위암 수술 후 5년간 투여한 결과 암이 재발하지 않았고, 각종 증상이 호전되었다.[7]

❀ 용법 용량

일반적으로 9~30g을 사용한다.

❀ 독성 연구

특별히 보고된 바가 없다.

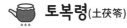

토복령(土茯笭)

Smilax glabra Roxb

❀ 약재 개요

백합과(百合科)에 속한 토복령의 뿌리이다. 성미는 감(甘), 담(淡), 평(平)하고, 간(肝), 위(胃)에 귀경한다. 해독(解毒), 거습이절(祛濕利節: 습을 없애고 관절을 부드럽게 함)의 효능이 있어 매독, 사지 경련, 관절통, 종기, 습창(濕瘡), 대하증, 비뇨기 감염, 암 등의 병증에 사용한다.

🏵 임상 응용

❶ 뇌암 수술 후 치료

방약: 황기, 태자삼, 백출, 토복령, 승마, 갈근, 천궁, 만형자, 익지인, 반하, 천마, 진피, 담남성, 죽여, 원지, 조각자, 천산갑, 전갈, 오공, 산자고 등을 배합하여 뇌암 수술한 환자에게 2개월간 투여한 결과 증상이 현저하게 호전되었다.[1]

❷ 폐암 치료

방약: 황기, 태자삼, 백출, 길경, 행인, 의이인, 전괄루(全栝蔞), 토복령, 반지련, 하고초, 백영, 아출, 선학초 등을 가감하여 5년간 투여한 결과 기침 등 각종 증상은 소실했고, 암종괴는 약간 커졌다.[2]

❸ 위암 수술 후 간암 전이 치료

방약: 금전초, 강황, 백영, 용규, 토복령, 중누, 백화사설초, 백출, 복령, 태자삼, 황기, 구기자, 계혈등, 산사(焦), 신곡(焦), 맥아(焦), 계내금(炒), 사인 등을 5년간 투여한 결과 종괴의 크기가 안정적이었고 증상은 현저하게 호전했다.[3]

❹ 유방암 치료

방약: 시호(醋炒), 백작약, 지각, 자초, 토복령, 의이인, 하고초, 산자고, 진피, 산사(焦), 신곡(焦), 맥아(焦), 황기, 초백출, 익지인, 오미자, 포공영, 구기자, 감초를 1년간 투여한 후 각종 검사를 실시한 결과 암 지표가 정상이었다.[4]

❺ 간암 치료

방약: 당삼, 백출, 복령, 진피, 황기, 적작약, 단삼, 합환피, 생의이인,

의이인(炒), 패장초, 토복령, 벽호, 선학초, 절패모, 삼능, 아출, 전기황, 수분초 등을 가감하여 5년간 투여한 결과 종괴가 없어졌다.[5]

❻ 췌장암 시술 후 치료

방약: 태자삼, 백출, 토복령, 연자육, 연수, 용규, 천산갑, 수질, 능소화, 포황, 백지, 로봉방, 혈여탄, 대자석, 향부, 팔월찰, 시호(醋炒), 연호색, 백작약, 생맥아, 감초 등을 배합하여 18개월간 투여한 결과 증상이 현저하게 호전되었고, 종괴가 축소되었다.[6]

✿ 용법 용량

일반적으로 10~70g을 사용한다. 본약을 복용한 후 소수의 환자는 피부의 과민 반응으로 가려움증, 홍반피진(紅斑皮疹)이 발생했다는 보고가 있다.

✿ 독성 연구

강아지에게 토복령 4.03g/kg을 60일간 투여한 후 검사한 결과 심장, 간, 신장, 뇌, 혈액에 이상이 발견되지 않았다.

 파두(巴豆)

Croton tiglium L.

✿ 약재 개요

대극과(大戟科)에 속한 파두의 익은 종자이다. 성미는 신(辛), 열(熱), 대독(大毒)하고, 위(胃), 대장(大腸), 페(肺)에 귀경한다. 사하냉적(瀉下冷積: 냉한 적취를 설사시킴), 축수거종(逐水祛腫: 이뇨시켜 수종을 없앰), 제담이인(除痰利咽: 가래를 없애고 인후를 편안하게 함)의 효능이 있어 변비, 복수, 인후부 홍종(紅腫), 각종 종기에 사용한다.

❀ 임상 응용

❶ 유방 양성 종양 치료

방약: 파두 120g을 황납(黃蠟) 120g에 넣고 짙은 갈색이 되도록 볶은 후 황납액을 여과해서 버리고 파두를 바닥에 펼쳐 황납이 굳으면 매회 5알, 매일 3회 온수로 삼키고(씹지 말 것), 1개월을 1회 치료 기간으로 복용한 후 10일간 휴식 후 다시 완치까지 복용한다.

이 방법으로 유방 양성 종양 환자 458명을 치료한 결과 455명은 완치이거나 완치 근접이고 3명은 암으로 발전했다.

❷ 임파선암 치료

방약: 파두 7개, 홍반(紅礬) 9g, 대조 7개, 총백 7개(뿌리 포함)를 분쇄하여 3등분으로 나누어서 노궁이나 용천혈에 하나를 붙여두었다가 5일 후에 제거하고, 5일간 휴식하고 둘 중 붙이지 않은 혈자리에 다시 붙인다.

이 방법으로 임파선암 환자 3명을 치료한 결과 1명은 완치, 2명은 호전됐다.[1]

❸ 악성 종류 치료

방약: 파두로 주사약을 만들어 2~4ml를 매일 1~2회 근육 주사를 하거나 내복약으로 만들어 하루에 10~30ml를 매일 2~3회 복용하며

1개월 이상을 치료한다. 이 방법으로 악성 종류 환자 30명을 치료한 결과 1명 완치, 4명 부분 완치, 17명은 안정, 8명은 악화였다.

✿ 용법 용량

파두상으로 제조하면 독성이 경감한다. 내복에는 0.1~0.2g을 사용하고 대부분 환, 산제로 사용하고 외용으로도 사용한다. 파두 복용 시 뜨거운 음식물로 복용하는 것은 금한다. 뜨거운 것으로 복용하면 설사 작용이 가중된다. 노인, 소아, 허약자, 임산부는 복용을 금한다.

✿ 독성 연구

인간에게 파두유 20방울을 투여한 후 사망한 보고가 있고, 파두 독소를 토끼의 피하에 주사한 결과 LD50은 50~800mg이었다.[2]

파두독은 기름에 있음으로 안전을 위하여 법제 시 기름을 제거해야 한다. 파두는 독성이 강해 임신부는 유산을 초래하고 피부 점막에 도포하면 수포를 형성한다. 내복하면 인후 종통, 구토, 복부 교통(絞痛), 설사, 두통, 어지러움, 피부 냉습 등의 증상이 있고 심하면 탈수, 호흡 부전, 순환 부전으로 사망할 수 있다. 부작용 초기에는 계란 흰자위나 활성탄으로 위세척을 하거나 황연, 황백을 냉복하거나 찬 미음을 복용한다.

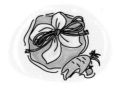

팔월찰(八月札)

Akebia quinata(Thunb.) Decne

⊛ 약재 개요

본통과(本通科) 식물인 목통(木通), 삼엽목통(三葉木通), 백본통(白本通)의 과실이다. 성미는 감(甘), 한(寒)하고, 간(肝), 비(脾), 신(腎)에 귀경한다. 소간이기(疏肝理气), 활혈지통(活血止痛), 제번이뇨(除煩利尿: 가슴 답답한 것을 없애고 이뇨시킴) 작용이 있어 위장통, 위열, 식욕 부진, 가슴 답답함, 이질, 요통, 옆구리 통증, 자궁 하수증 등의 병증에 사용한다. 예지자(預知子)라고도 한다.

⊛ 임상 응용

❶ 폐암 치료

방약1: 북사삼, 천문동, 맥문동, 석곡, 행인, 패모, 담남성, 석견천, 백화사설초, 하고초, 해조, 의이인, 산약, 자완, 팔월찰, 강잠 등을 배합하여 약 2개월간 투여한 결과 종괴가 축소하고 증상이 현저하게 호전됐다.[1]

방약2: 석견천, 반지련, 백화사설초, 생모려, 곡아, 맥아, 복령, 사삼, 맥문동, 해조, 태자삼, 대복피, 팔월찰, 하고초 등을 배합하여 폐암 환자(간암 치료 수술 후 폐암 발생, 폐암 방사선 치료)를 4년간 치료한 결과 증상이 호전했고 전이되지 않았다.[2]

❷ 위암 치료

방약1: 선복화, 대자석, 태자삼, 생반하, 복령, 지실, 팔월찰, 등리근, 야포도등, 발계, 수궁, 반지련 등을 배합하여 위암 환자를 치료한 결과

구토, 연하 곤란, 식욕 등이 현저하게 개선되었다.[3]

방약2: 남사삼, 북사삼, 천화분, 백출, 지각, 불수, 복령, 아출, 선학초, 팔월찰, 생의이인, 백화사설초 등을 배합하여 3주간 투여한 결과 연하 곤란, 식욕 부진 등이 현저하게 개선했다.[4]

❸ 간암 치료

방약: 구기자, 북사삼, 산약, 저령, 복령, 의이인, 황금, 묘조초, 금은화, 산자고, 백화사설초, 용규, 팔월찰, 섬서피(蟾蜍皮) 등을 배합하여 약 3개월간 투여한 결과 증상이 현저하게 호전되었다.[5]

❹ 췌장암 치료

방약: 대황, 도인, 토별충, 구향충, 연호색, 천련자, 시호(醋炒), 적작약, 천화분, 팔월찰 등을 췌장암 환자에게 장기간 투여한 결과 증상이 현저하게 호전되었고 병의 상태가 안정적이었다.[6]

❺ 직장암 치료

방약: 북사삼, 맥문동, 황기, 백출, 복령, 감초, 상기생, 보골지, 와릉자(煅), 모려, 백화사설초, 팔월찰 등을 배합해서 직장암 수술 후 투여한 결과 병증이 현저하게 호전되었다.[7]

✿ 용법 용량

일반적으로 9~15g을 사용한다.

✿ 독성 연구

팔월찰은 본통과(本通科) 식물로 유사한 식물이 많다. 그중 관목통(關木通), 백본통(白本通)은 독성이 있는 것으로 알려졌다.

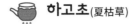 **하고초**(夏枯草)

Prunella vu lgaria L

❀ 약재 개요

꿀풀과(脣形科)에 속한 하고초의 꽃이다. 성미는 고(苦), 신(辛), 한(寒)하고, 간(肝), 담(膽)에 귀경한다. 청설간화(淸泄肝火: 간의 열을 내림), 해독산결(解毒散結)의 효능이 있어 두통, 어지러움, 임파선 및 갑상선 종대(腫大), 고혈압 등의 병증에 사용한다.

❀ 임상 응용

❶ 뇌암 치료

방약: 생지황, 숙지황, 여정자, 구기자, 천남성, 사육곡, 하고초, 해조, 모려, 백질려, 중누, 로봉방 등을 배합하여 뇌종류 환자에게 6개월간 투여한 결과 증상이 현저하게 호전했고, CT상에 암의 크기가 현저하게 축소되었다.[1]

❷ 인후암 수술 후 치료

방약: 별갑, 하고초, 계혈등, 천궁, 백지, 벽호, 석곡, 황기, 하수오, 사인, 선학초, 산수유, 창이자, 지골피, 야교등을 가감하여 수술 후 2년간 투여한 결과 각종 증상이 현저하게 호전되었고 청력도 호전되었다.[2]

❸ 폐암 치료

방약: 황기, 태자삼, 백출, 길경, 행인, 의이인, 전괄루(全栝蔞), 토복령,

반지련, 하고초, 백영, 아출, 선학초 등을 가감하여 5년간 투여한 결과 기침 등 각종 증상은 소실했고 암 종괴는 약간 커졌다.[3]

❹ 식도암 수술 후 치료

방약: 황기, 백출, 복령, 진피, 반하, 생담남성, 하고초, 사육곡(蛇六谷), 갈근, 강잠, 로봉방, 천궁, 수질, 산약, 오공, 석견천(石见穿), 천마, 토사자, 보골지, 계내금, 사삼, 의이인, 발계, 녹악매 등을 가감하여 투여한 결과 대부분의 증상이 현저하게 호전되었다.[4]

❺ 간암 치료

방약: 하고초 30g, 태자삼 15g, 홍화 9g, 시호(醋炒) 9g, 불수 9g, 목향 9g, 자초근 30g, 의이인 30g, 야국화 30g, 백모등(白茅藤) 30g, 당귀 12g을 탕약으로 만들어 1일 1첩, 1일 2회 복용한다.[5]

이 방약을 플루오로우라실(fluorouracil)과 같이 투여하여 원발성 간암 환자 50명을 치료한 결과 5명 정상 근접, 12명 현저한 효과, 13명 유효, 20명은 무효했다. 생존율 1년 이상인 자는 17명(34%), 2년을 초과한 자는 8명(16%)이었다.[6]

❀ 용법 용량

일반적으로 9g을 사용하나 중증에는 30g까지 사용하기도 한다.

❀ 독성 연구

소수 환자는 위장 불쾌감, 구토, 구역질, 심계(心悸), 복통, 설사, 전신 홍반(紅斑), 가려움증 등의 부작용이 발생했다.[7]

하고초 주정 추출물은 쥐의 면역을 억제시키는 작용이 있었고, 피하 주사한 결과 동물의 흉선, 비장을 위축시키고 신장을 현저하게 증대시켰다. 복강에 주사한 결과 당질 코르티코이드를 증가시켰고, 혈액의 임파 세포 수가 현저하게 감소했다. 이외에 하고초 수전액이 쥐의 ALT와 AST를 현저하게 증가시키는 것으로 보아 간에 독성이 있는 것을 알 수 있고, 임상에서도 하고초, 창이자, 계내금을 소아에게 투여해서 사망한 보고도 있다.

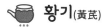 **황기**(黃芪)

Astragalus membranaceus(Fisch.) Bge.

✿ 약재 개요

콩과(豆科)에 속한 황기의 뿌리이다. 성미는 감(甘), 미온(微溫)하고, 비(脾), 폐(肺)에 귀경한다. 보기거양(補氣擧陽: 기를 보하고 양기를 올림), 익위고표(益衛固表: 위기(衛氣)를 보하고 표(表)를 튼튼하게 함), 탁독생기(托毒生肌: 독을 빼주고 조직을 재생시킴), 이수소종(利水消腫)의 효능이 있어 식욕 부진, 설사, 피로, 탈항, 자궁하수(子宮下垂), 외한다한(畏寒多汗), 자한, 조직 궤양, 부종, 소변 장애, 사지 저림, 관절통, 반신불수, 소갈증 등의 병증에 사용한다.

✿ 임상 응용

❶ 간암 치료

방약: 황기 30g, 대황 10g, 단삼 15g, 홍화 5g, 해조 20g, 포공영 25g을 250ml로 수전하여 고압 소독한 후 직장으로 매일 2회, 매회 250ml 관장한 후 직장 내 30분간 저류한다.(다시 250ml를 관장하여도 무방함)

연이어 5일간 시술을 1회 치료 기간으로 실시한다.

이 방법으로 만성 간암 환자 87명을 치료한 결과 생존율, 총 단백질, 알부민, Cr 등이 대조군(對照群)보다 우수했다.[1]

❷ 식도암 치료

방약: 황기 60g, 수질 4마리, 지별충 15g, 칠엽일지화(七葉一枝花) 30g, 황약자 10g, 천산갑 10g, 감초 10g을 수전하여 1일 1첩을 복용하고, 홍삼 15g, 석호 30g을 수전하여 단독으로 복용한다.

이 방약으로 중, 말기 식도암 환자 10명을 치료한 결과 4명은 부분적인 완화, 5명은 안정, 1명은 악화되었고, 평균 치료 기간은 6.6개월이었다.[2]

❸ 대장암 치료

방약: 황기 위주로 부정해독탕(扶正解毒湯), 부정건비탕(扶正健脾湯), 부정양음탕(扶正養陰湯)과 양의(洋醫) 치료를 결합하여 중,말기의 대장암 환자 260명을 치료한 결과 5년 생존율이 순수한 양의적인 치료보다 높았다.[3]

❹ 폐암, 유방암, 간암, 위암, 임파암 등 치료

방약: 황기 30g, 백출 10g, 당귀 15g, 천궁 10g, 지용 10g, 아출 10g, 자초 10g을 기본 처방으로 하여 폐암, 유방암, 간암, 위암, 임파암 등의 말기 암 환자 25명을 치료한 결과 증상이 완화된 자는 20명이었다. 암 환자의 면역 증강, NK 세포의 활성을 억제하는 것으로 밝혀졌다.[4]

❺ 백혈구 감소증 치료

방약1: 황기 30g, 당귀 6g, 당삼(炒), 보골지, 녹각 각 12g을 40g으로 과립제를 만들어 매회 20g, 매일 2회, 1주일간 투여한다.

이 방약으로 항암 치료로 인한 백혈구 감소증 환자 45명을 치료한 결과 24명은 현저한 효과, 17명은 유효, 4명은 무효했다.[5]

방약2: 황기 농축액을 I조(58명)에게는 10ml당 생약 15g을 함유한 약액을 투여하고, II조(57명)는 10ml당 생약 5g을 함유한 약액을 1일 2회, 매회 10ml를 8주간 투여한다.

이 방법으로 백혈구 감소증 환자 115명을 치료한 결과 I조의 현저한 효과는 29명, 19명 유효, 10명 무효로 총 유효율이 82.76%였고, II조의 총 유효율은 65.22%였다.[6]

❻ 혈소판 감소증 치료

방약: 기자맥동탕(약명: 芪紫麥冬湯)으로 방사선 치료 후 혈소판 감소로 인한 출혈증이 있는 혈액병 환자 27명을 치료한 결과 양호한 효과가 있었다.[7]

🎋 용법 용량

일반적으로 8~15g을 사용하고, 대량으로는 30~60g을 사용한다. 보기거양(補氣擧陽)에는 자(炙)해서 사용하고, 그 외에는 생용(生用)한다. 사용 용량은 임상 의사마다 견해가 다르다. 사용량에 따라 암 환자의 NK세포에 미치는 영향이 다른데, 암 환자에게 면역 증강 목적으로 사용할 때는 60g이 적합하다. 일반적으로 90g을 초과하지 말아야 한다는 보고가 있다.[8]

✿ 독성 연구

황기 내복액을 실험용 쥐에게 1회에 140g/kg을 위장에 주입하고 7일간 관찰한 결과 아무런 독 반응이 없었고, 복강에 주사한 결과 LD50은 40±5g/kg이었다.[9] 한 보고에 의하면 임신부가 장기간 황기를 복용한 후 출산일이 연장되고 태아가 과대 발육되었다고 한다.

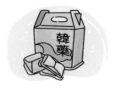

3

각종 암 치료법

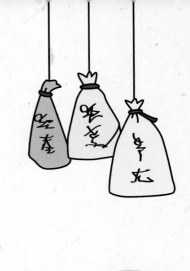

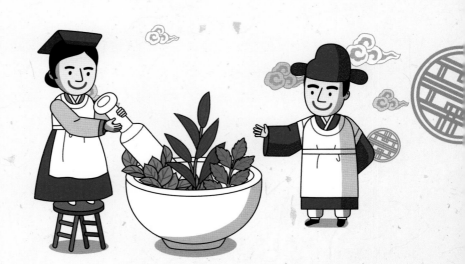

호흡기암

 비강·인후암

⊜ 항암약

산두근, 창이자, 백지, 백영, 중누, 묘조초, 어성초, 로봉방, 사간, 오공, 사매(蛇莓), 의이인, 천화분, 어뇌석(魚腦石), 전갈, 백화사설초 등

⊜ 분류

❶ **기혈부족형**(氣血不足型)

증상: 피로, 어지러움, 감기에 잘 걸림, 식욕 부진, 신체 허약, 설담홍(舌淡红), 설태박백(舌苔薄白), 맥침세약(脉沉细弱)

방약: 황기, 인삼(혹은 태자삼, 당삼, 서양삼), 백출, 복령, 당귀, 맥문동, 사삼, 창이자, 신이, 백화사설초, 로봉방, 전갈, 중누, 백지

❷ **음허열독형**(陰虛熱毒型)

증상: 환부 발적, 출혈, 야간 발열감, 도한, 피로, 구강 건조, 식욕 부진, 대변 건조, 설선홍(舌鮮紅), 설태 건조(舌苔干燥), 맥침세삭(脉沉細数)

방약: 서양삼, 북사삼, 남사삼, 맥문동, 천문동, 길경, 창이자, 신이, 백화사설초, 로봉방, 전갈, 중누

❸ **담어조체형**(痰瘀阻滯型)

증상: 환부 종대(肿大), 가래, 기침, 출혈, 설암홍(舌暗红), 설태후백(舌苔厚白), 맥현활삽(脉弦滑涩)

방약: 괄루, 진피, 반하, 삼능, 아출, 토별충, 별갑, 절패모, 적작약, 창이자, 신이, 백화사설초, 로봉방, 전갈, 중누

✅ 가감

❶ 출혈이 있으면 백모근, 측백엽, 괴화, 선학초 등을 배합한다.

❷ 항암 치료로 빈혈이 있으면 녹각, 별갑, 귀판, 계혈등, 아교, 보골지, 구기자, 대조, 계원육, 여정자, 지유 등을 배합한다.

❸ 콧물이 많으면 의이인, 진피, 택사, 천화분, 패장초, 단모려, 단용골, 백지 등을 배합한다.

❹ 음허성 열이 있으면 황백, 지모, 지골피 등을 배합한다.

❺ 음허성 열로 인해 출혈이 있으면 황백, 지모, 소계, 대계, 백모근, 선학초 등을 배합한다.

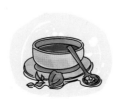

폐암

⊞ 항암약

해부석, 백영, 중누, 묘조초, 로봉방, 절패모, 괄루, 정력자, 전갈, 선
학초, 반지련, 백화사설초, 행인, 석견천, 어성초, 섬서피, 강잠, 금교맥
(金蕎麥), 반하 등

⊞ 분류

❶ 폐비허약형(肺脾虛弱型)

증상: 피로, 기침, 가래, 가슴 답답함, 숨참, 식욕 부진, 설담홍(舌淡红),
설태박백(舌苔薄白), 맥침세약(脉沉细弱)

방약: 황기, 인삼(혹은 태자삼, 서양삼, 당삼), 백출, 복령, 맥문동, 오미자, 길
경, 해부석, 백영, 백화사설초, 반지련, 반하, 절패모, 모려, 와릉자(煅),
홍경천 등

❷ 폐신음허형(肺腎陰虛型)

증상: 마른기침, 소량의 가래, 혹은 각혈, 도한, 변비, 구강 건조, 호흡
촉박, 설선홍(舌鲜红), 설태박황(舌苔薄黄), 혹은 무태(無苔), 맥침세삭(脉沉
细数)

방약: 북사삼, 남사삼, 맥문동, 천문동, 황기, 서양삼, 백출, 복령, 오미
자, 길경, 해부석, 백영, 백화사설초, 반지련, 반하, 절패모, 황정, 구기
자, 여정자, 한련초 등

❸ 담어호결형(痰瘀互結型)

증상: 대량의 가래, 각혈, 호흡 곤란, 심계, 가슴 답답함, 설암홍(舌暗

红), 설태백후(舌苔白厚), 맥활삽(脉滑涩)

방약: 당삼, 백출, 창출, 복령피, 진피, 삼능, 아출, 와릉자, 별갑, 반하, 황약자, 절패모, 모려, 전갈, 백화사설초, 반지련, 정력자, 상백피, 대조 등

✅ 가감

① 가래로 기침이 심하면 진피, 괄루, 황금, 죽력, 행인, 비파엽, 관동화, 자완 등을 배합한다.

② 각혈을 하면 백모근, 측백엽, 선학초 등을 배합한다.

③ 흉수가 있으면 상백피, 정력자, 대조를 배합한다.

④ 하지에 부종이 있고 숨이 차면 방기, 동과피, 홍경천 등을 배합한다.

⑤ 흉부에 통증이 있으면 팔월찰, 녹악매, 서장경, 위령선, 강활, 독활 등을 배합한다.

⑥ 음허성 열이 있으면 황백, 지모, 백합, 지골피를 배합한다.

⑦ 신허증으로 호흡이 촉박하면 토사자, 보골지, 황정, 구기자 등을 배합한다.

⑧ 농성 가래가 있으면 패장초, 천화분, 어성초를 배합한다.

⑨ 항암 치료로 빈혈이 있으면 녹각, 별갑, 귀판, 계혈등, 아교, 보골지, 구기자, 대조, 계원육, 여정자, 지유 등을 배합한다.

⑩ 간, 신부전이 있으면 반하, 방기를 사용하지 않는다.

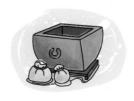

소화기암

 식도암

⊞ 항암약

벽호, 동능초, 종절풍, 석견천, 녹악매, 팔월찰, 아출, 선복화, 대자석, 와릉자, 반지련, 백화사설초, 사육곡, 용규, 인삼, 영지 등

⊞ 분류

❶ 위실화강형(胃失和降型)

증상: 연하 곤란, 오심 구토, 딸국질, 식욕 부진, 설담홍(舌淡红), 설태 박백(舌苔薄白), 맥침세(脉沉细)

방약: 정향, 시제, 선복화, 대자석, 죽여, 인삼(당삼), 백출, 복령, 벽호, 동능초, 종절풍, 석견천, 아출, 반지련, 사육곡, 백화사설초, 절패모, 모려, 별갑, 산사(焦), 맥아(焦), 신곡(焦), 래복자(炒)

❷ 간기울결형(肝氣鬱結型)

증상: 연하 곤란, 신물 올림, 속쓰림, 딸국질, 입이 씀, 화낸 후 가중, 옆구리 통증, 설홍(舌红), 설태박백(舌苔薄白), 맥현긴(脉弦紧)

방약: 시호(醋炒), 작약, 당귀, 지실, 팔월찰, 녹악매, 수궁, 동능초, 석견천, 백화사설초, 반지련, 아출, 선복화, 대자석, 죽여, 절패모, 모려, 별갑, 황연, 오수유, 해표소, 와릉자(煅) 등

❸ 담어호결형(痰瘀互結型)

증상: 연하 곤란, 설암홍(舌暗红), 설태박백(舌苔薄白), 맥현활(脉弦滑)

방약: 수궁, 동능초, 백화사설초, 반지련, 사육곡, 반하, 별갑, 모려, 와릉자(煅), 하고초, 원삼, 절패모, 아출, 삼능 등

✅ 가감

❶ 소화 불량이 있으면 후박, 지실, 산사(焦), 신곡(焦), 맥아(焦), 계내금(炒) 등을 배합한다.

❷ 딸꾹질을 하면 정향, 시제, 선복화, 대자석, 죽여 등을 배합한다.

❸ 통증이 있으면 연호색, 사래자, 오약, 팔월찰, 녹악매, 서장경, 목향, 향부 등을 배합한다.

❹ 속쓰림이 있으면 황연, 오수유를 배합하고, 신물을 올리면 해표소, 와릉자(煅)를 배합한다.

❺ 출혈이 있으면 아출, 삼능, 당귀, 적작약을 사용하지 않고, 삼칠, 천초, 백모근, 선학초 등을 배합한다.

❻ 변비가 있으면 도인, 백자인, 화마인, 결명자, 대황 등을 배합한다.

❼ 항암 치료로 빈혈이 있으면 녹각, 별갑, 귀판, 계혈등, 아교, 보골지, 구기자, 대조, 계원육, 여정자, 지유 등을 배합한다.

🍵 위암

🎐 항암약

황기, 백출, 복령, 인삼, 백화사설초, 반지련, 석견천, 발계, 종절풍, 등리근, 토복령, 팔월찰, 절패모, 하고초, 아출, 벽호, 동능초, 능소화, 오공, 섬서피 등

🎐 분류

❶ 비위허약형(脾胃虛弱型)

증상: 상복부 통증, 복부 팽만감, 식욕 부진, 구역질, 혹은 구토, 혈변, 빈혈, 설담홍(舌淡紅), 설태박백(舌苔薄白), 맥침세약(脉沉細弱)

방약: 황기, 인삼(당삼), 백출, 복령, 산약, 영지, 벽호, 동능초, 종절풍, 석견천, 아출, 반지련, 사육곡, 백화사설초, 절패모, 모려, 별갑 등

❷ 간기범위형(肝氣犯胃型)

증상: 상복부 통증, 복부 팽만감, 식욕 부진, 구역질이나 구토, 평소 성격이 급하고 화를 잘냄, 입이 씀, 설홍(舌红), 설태박백(舌苔薄白), 맥현긴(脉弦緊)

방약: 시호(醋炒), 작약, 당귀, 천궁, 불수, 향연, 팔월찰, 녹악매, 수궁, 동능초, 석견천, 백화사설초, 반지련, 아출, 정향, 시제, 선복화, 대자석, 죽여, 절패모, 모려, 별갑 등

❸ 위음부족형(胃陰不足型)

증상: 상복부 통증, 식욕 부진, 구강 건조, 입이 씀, 도한, 대변 건조, 설선홍(舌鮮红), 설태박황(舌苔薄黄), 맥침세(脉沉細)

방약: 서양삼, 북사삼, 남사삼, 맥문동, 천문동, 백출, 복령, 영지, 석견천, 백화사설초, 반지련, 아출, 수궁, 동능초, 절패모, 모려, 별갑 등

❹ **비위습열형**(脾胃濕熱型)

증상: 상복부 통증, 복부 팽만감, 식욕 부진, 구역질, 구토, 가래, 끈적이는 대변, 설담홍(舌淡红), 설태황후(舌苔黄厚), 맥활(脉滑)

방약: 당삼, 창출, 복령, 패란, 사인, 후박, 의이인, 수궁, 동능초, 백화사설초, 반지련, 사육곡, 반하, 별갑, 모려, 하고초, 절패모, 아출, 삼능, 황연, 포공영 등

✅ 가감

❶ 소화 불량이 있으면 후박, 지실, 산사(焦), 신곡(焦), 맥아(焦), 계내금(炒) 등을 배합한다.

❷ 딸꾹질을 하면 정향, 시제, 선복화, 대자석, 죽여 등을 배합한다.

❸ 통증이 있으면 연호색, 사래자, 오약, 팔월찰, 녹악매, 서장경, 감송, 삼칠 등을 배합한다.

❹ 속쓰림이 있으면 황연, 오수유, 해표소를 배합한다.

❺ 출혈이 있으면 적작약, 당귀, 천궁, 아출 등을 사용하지 않고, 삼칠, 천초, 포황, 선학초, 백모근 등을 배합한다.

❻ 항암 치료로 빈혈이 있으면 녹각, 별갑, 귀판, 계혈등, 아교, 보골지, 구기자, 대조, 계원육, 여정자, 지유 등을 배합한다.

❼ 변비가 있으면 도인, 화마인, 울리인, 대황 등을 배합한다.

❽ 설사가 있으면 의이인, 오매, 가자, 오배자 등을 배합한다.

🍲 대장암

⊞ 항암약

섬서피, 백화사설초, 토복령, 백영, 종절풍, 대혈등, 패장초, 반지련, 벽호, 의이인, 팔월찰, 금강등, 야포도근, 오공

⊞ 분류

❶ 대장습열형(大肠濕熱型)

증상: 좌측 하복부 통증 혹은 종괴, 복부 팽만, 식욕 부진, 끈적이는 대변, 배변 장애나 혈변, 설홍(舌红), 설태황후(舌苔黄厚), 맥활(脉滑)

방약: 당삼, 백출, 창출, 산약, 백규인, 포공영, 황백, 지각, 후박, 곽향, 의이인, 토복령, 백화사설초, 천화분, 패장초, 원호색, 금강등, 별갑, 모려 등

❷ 비위허약형(脾胃虚弱型)

증상: 좌측 하복부 통증, 피로, 식욕 부진, 설사, 설담홍(舌淡红), 설태박백(舌苔薄白), 맥침세약(脉沉细弱)

방약: 인삼(당삼), 백출, 복령, 황기, 맥문동, 백화사설초, 백영, 반지련, 의이인, 원호색, 금강등, 산사(焦), 신곡(焦), 맥아(焦), 계내금(炒) 등

❸ 기혈부족형(氣血不足型)

증상: 좌측 하복부 통증, 피로, 어지러움증, 설담홍(舌淡红), 설태박백(舌苔薄白), 혹은 박황(薄黄), 맥침세약(脉沉细弱)

방약: 인삼(당삼), 백출, 복령, 황기, 당귀, 백작약, 숙지황, 천궁, 백화사

설초, 백영, 반지련, 의이인, 원호색, 금강등, 산사(焦), 신곡(焦), 맥아(焦), 계내금(炒) 등

❹ **장부음허형**(腸腑陰虚型)

증상: 좌측 하복부 통증, 피로, 도한, 오후 발열감, 구강 건조, 토끼변, 설선홍(舌鮮紅), 설태박황(舌苔薄黃), 맥침세(脉沉細)

방약: 서양삼, 맥문동, 옥죽, 지골피, 단피, 청호, 백화사설초, 백영, 반지련, 의이인, 원호색, 금강등, 산사(焦), 신곡(焦), 맥아(焦), 계내금(炒) 등

✅ 가감

❶ 변비가 있으면 대황, 결명자, 호장, 도인, 백자인, 화마인 등을 배합한다.

❷ 혈변이 있으면 백모근, 선학초, 괴화 등을 배합한다.

❸ 설사가 있으면 의이인, 가자육, 오매, 오배자 등을 배합한다.

❹ 설사가 심하면 황기, 승마, 시호(醋炒) 등을 배합한다.

❺ 음허 증상이 있으면 맥문동, 옥죽, 석곡, 사삼 등을 배합한다.

❻ 통증이 있으면 연호색, 사래자, 천련자, 감송, 향부, 목향 등을 배합한다.

🫖 간·담낭암

🎁 항암약

황기, 영지, 시호, 작약, 포공영, 백화사설초, 석견천, 하고초, 용규, 반지련, 백영, 종절풍, 호장, 등리근, 중누, 별갑, 천산갑, 아출, 팔월찰, 묘조초, 대조 등

❀ 분류

❶ 기체어혈형(氣滯瘀血型)

증상: 우측 상복부, 옆구리 통증, 간부위 종괴, 입이 씀, 토혈이나 변혈, 복수, 설암홍(舌暗红), 설태황후(舌苔黃厚), 맥현(脉弦)

방약: 시호(醋炒), 적작약, 당귀, 청피, 백모근, 선학초, 울금, 별갑, 하고초, 천산갑, 용규, 백화사설초, 계내금, 영지 등

❷ 간비불화형(肝脾不和型)

증상: 상복부 팽만, 소화 불량, 식욕 부진, 오심 구토, 우측 상복부나 옆구리 통증, 간 부위 종괴, 입이 씀, 변당(便溏), 설홍(舌红), 설태박황(舌苔薄黃), 맥현(脉弦)

방약: 시호(醋炒), 백작약, 지실, 당삼, 백출, 복령, 황기, 영지, 백모근, 선학초, 울금, 별갑, 하고초, 천산갑, 용규, 백화사설초, 계내금 등

❸ 간신음허형(肝腎陰虛型)

증상: 우측 상복부 혹은 옆구리 통증, 간 부위 종괴, 구강 건조, 도한, 대변 건조, 설선홍(舌鮮红), 설태박황(舌苔薄黃), 맥침세(脈沉細)

방약: 시호(醋炒), 백작약, 맥문동, 구기자, 여정자, 한련초, 백모근, 선학초, 울금, 별갑, 하고초, 천산갑, 용규, 백화사설초, 계내금 등

❹ 간담습열형(肝胆濕熱型)

증상: 우측 상복부나 옆구리 통증, 간 부위 종괴, 구강 건조, 상복부 팽만, 소화 불량, 식욕 부진, 오심 구토, 복수, 변당(便溏), 설홍태황후(舌红苔黃厚), 맥활(脈滑)

방약: 시호(醋炒), 적작약, 황금, 불수, 당삼, 창출, 복령피, 백모근, 선학초, 울금, 별갑, 하고초, 치자, 천산갑, 용규, 백화사설초, 계내금 등

☑ 가감

❶ 출혈 증상이 있으면 선학초, 백모근, 괴화 등을 배합한다.

❷ 소화 불량이 있으면 산사(焦), 신곡(焦), 맥아(焦), 계내금(炒)을 배합한다.

❸ 통증이 있으면 연호색, 삼칠, 사래자, 감송, 향부 등을 배합한다.

❹ 황달이 있으면 인진, 금전초, 포공영, 울금, 곽향, 수분초 등을 배합한다.

❺ 간 기능에 이상이 있으면 신중하게 투여하고, 황기, 오미자, 영지, 대조 등은 간 기능 향상에 도움을 준다.

🫖 췌장암

⊛ 항암약

포공영, 호장, 인진, 금전초, 백화사설초, 반지련, 팔월찰, 능소화, 용규, 백영, 사매(蛇苺), 토복령, 용담초, 패장초, 아출, 의이인, 대황 등

⊛ 분류

❶ 중초습열형(中焦濕熱型)

증상: 상복부 통증, 발열, 구역질, 구토, 식욕 부진, 피로, 황달, 대변 이상, 설홍(舌红), 설태황후(舌苔黄厚), 맥현활(脈弦滑)

방약: 포공영, 금은화, 연교, 단피, 향연, 곽향, 후박, 패장초, 천화분, 백화사설초, 반지련, 별갑, 계내금, 오약, 연호색, 모려, 절패모 등

❷ 간기울체형(肝氣鬱滯型)

증상: 상복부 통증 혹은 옆구리 통증, 상복부 종괴, 입이 씀, 황달, 설암홍(舌暗红), 설태황(舌苔黃), 맥현(脈弦)

방약: 시호(醋炒), 적작약, 당귀, 청피, 울금, 금은화, 연교, 별갑, 하고초, 패장초, 용규, 백화사설초, 반지련 등

❸ 비기허약형(脾氣虛弱型)

증상: 상복부 통증, 식욕 부진, 구역질, 구토, 피로, 신체 수척, 변당, 설담홍(舌淡红), 설태박백(舌苔薄白), 맥침세(脈沉細)

방약: 당삼, 백출, 복령, 황기, 맥문동, 진피, 영지, 선학초, 의이인, 백화사설초, 반지련, 별갑, 모려 등

☑ 가감

❶ 소화 불량이 있으면 산사(焦), 신곡(焦), 맥아(焦), 계내금(炒) 등을 배합한다.

❷ 황달이 있으면 인진, 금전초, 포공영, 울금, 곽향, 수분초 등을 배합한다.

❸ 통증이 있으면 연호색, 삼칠, 사래자, 천련자 등을 배합한다.

❹ 구토, 구역질을 하면 반하, 죽여 등을 배합한다.

❺ 발열이 있으면 단피, 금은화, 연교 등을 배합한다.

❻ 내복할 수 없으면 직장으로 투여한다.

❼ 간 기능 이상 시 반하, 천련자 등은 사용하지 않는다.

비뇨기암

🫖 신장암

🎏 항암약

별갑, 용규, 반지련, 백화사설초, 토복령, 오공, 선학초, 종절풍, 절패모, 천산갑, 의이인, 로봉방, 강잠, 저령, 지용, 선퇴 등

🎏 분류

❶ 비신허약형(脾腎虛弱型)

증상: 전신 부종, 배뇨 장애, 식욕 부진, 피로, 변당(便溏), 설담홍(舌淡红), 설태박백(舌苔薄白), 맥침약(脈沉弱)

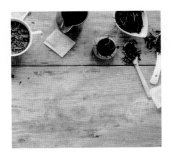

방약: 황기, 당삼, 백출, 복령, 저령, 의이인, 백화사설초, 반지련, 강잠, 절패모, 모려, 지용, 별갑 등

❷ 하초습열형(下焦濕熱型)

증상: 발열, 전신 부종, 피부 습진, 배뇨 장애, 설홍(舌红), 설태황후(舌苔黃厚), 맥활(脈滑)

방약: 금은화, 연교, 어성초, 포공영, 백출, 복령, 저령, 의이인, 백화사설초, 반지련, 강잠, 절패모, 모려, 지용, 별갑 등

❸ 간신음허형(肝腎陰虛型)

증상: 말기암, 신체 허약, 구강 건조, 오후 발열감, 도한, 변비, 설선홍(舌鲜红), 설소태(舌少苔), 맥세(脈細)

방약: 여정자, 한련초, 생지황, 산수유, 산약, 단삼, 택사, 복령, 저령, 의이인, 백화사설초, 반지련, 강잠, 절패모, 모려, 별갑 등

✅ 가감

❶ 단백뇨 증상이 있으면 지용, 선퇴, 연교, 검실, 금앵자 등을 배합한다.

❷ 고혈압이 있으면 차전초, 지골피, 갈근 등을 배합한다.

❸ 식욕 부진이 있으면 산사(焦), 신곡(焦), 맥아(焦), 계내금(炒) 등을 배합한다.

❹ 혈뇨가 있으면 백모근, 선학초 등을 배합한다.

❺ 신부전 증상이 있으면 신중해서 처방하고 황기, 대황은 신부전을 치료하는 데 도움을 준다.

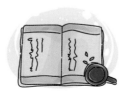

🍶 방광암

🪷 항암약

토복령, 의이인, 저령, 반지련, 포공영, 절패모, 산자고, 백화사설초, 등리근, 선퇴, 오공, 선학초, 호박(琥珀), 해금사, 백모근 등

🪷 분류

❶ 기체어혈형(氣滯瘀血型)

증상: 하복부 종괴, 통증, 배뇨 장애, 혈뇨, 설암홍(舌暗红), 설태백(舌苔白), 맥현활(脈弦滑).

방약: 시호(醋炒), 적작약, 당귀, 천궁, 청피, 토복령, 포공영, 백화사설초, 차전초, 의이인, 반지련, 선학초, 삼칠, 백모근, 절패모, 모려, 별갑, 오약 등

❷ 기혈양허형(氣血两虚型)

증상: 하복부 종괴, 통증, 배뇨 장애, 혈뇨, 피로, 안색 창백, 어지러움, 설담홍(舌淡红), 설태박백(舌苔薄白), 맥침세약(脈沉細弱)

방약: 황기, 당귀, 당삼, 백출, 복령, 귀판, 토복령, 포공영, 백화사설초, 반지련, 선학초, 삼칠, 백모근, 절패모, 모려, 별갑, 육계, 오약 등

❸ 신장허약형(腎臟虚弱型)

증상: 하복부 종괴, 통증, 배뇨 장애, 혈뇨, 요통, 하지 무력, 어지러움, 설홍태백(舌紅苔白), 맥세약(脈細弱)

방약: 두충, 토사자, 익지인, 황정, 숙지황, 여정자, 한련초, 청피, 토복

령, 포공영, 백화사설초, 반지련, 선학초, 삼칠, 백모근, 절패모, 모려, 별
갑, 오약 등

❹ 하초습열형(下焦濕熱型)

증상: 하복부 종괴, 통증, 배뇨 장애, 농혈뇨, 배뇨통, 설홍(舌紅), 설태
황후(舌苔黃厚), 맥활(脈滑)

방약: 창출, 천우슬, 황백, 지모, 천화분, 패장초, 단피, 토복령, 포공
영, 백화사설초, 반지련, 선학초, 삼칠, 백모근, 절패모, 모려, 별갑, 육
계, 오약 등

✅ 가감

❶ 배뇨 장애가 있으면 차전초, 택사, 복령, 저령, 의이인, 동과피 등
을 배합한다.

❷ 혈뇨가 있으면 백모근, 선학초, 대계, 소계 등을 배합한다.

❸ 빈혈 증상이 있으면 녹각, 별갑, 귀판, 계혈등 등을 배합한다.

❹ 비뇨기 염증 증상이 있으면 금은화, 연교, 어성초, 포공영, 패장
초, 백화사설초 등을 배합한다.

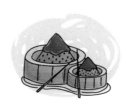

여성암

 유방암

항암약

괄루, 강잠, 천산갑, 산자고, 해조, 곤포, 별갑, 패장초, 백화사설초, 반지련, 토복령, 사육곡, 석견천, 아출, 로봉방 등

분류

❶ 기체어혈형(氣滯瘀血型)

증상: 유방 종괴, 함몰, 통증, 농성 분비물, 설암홍(舌暗红), 설태황(舌苔黃), 맥긴현(脈緊弦)

방약: 시호(醋炒), 적작약, 당귀, 하고초, 청피, 불수, 녹악매, 아출, 패장초, 백화사설초, 반지련, 해조, 곤포, 별갑, 절패모, 위령선, 골쇄보 등

② **담어호결형**(痰瘀互结型)

증상: 유방 종괴, 환부 홍종(红肿), 발열, 통증, 분비물, 설암홍(舌暗红), 설태황후(舌苔黄厚), 맥활(脈滑)

방약: 금은화, 연교, 단피, 적작약, 현삼, 백화사설초, 반지련, 하고초, 청피, 아출, 패장초, 해조, 곤포, 별갑, 절패모 등

③ **기혈허약형**(氣血虛弱型)

증상: 유방 종괴, 통증, 분비물, 신체 허약, 피로, 어지러움, 설담홍(舌淡红), 설태박백(舌苔薄白), 맥활침세(脈滑沉細)

방약: 황기, 당귀, 인삼, 백출, 복령, 백작약, 영지, 선학초, 해조, 곤포, 별갑, 절패모, 백화사설초, 반지련, 아출 등

✅ 가감

① 통증이 심하면 연호색, 위령선, 골쇄보, 모과, 천궁 등을 배합한다.

② 유즙의 배출이 원활하지 않으면 왕불유행, 통초, 로로통 등을 배합한다.

③ 환부에 고름이 있으면 패장초, 천화분 등을 배합한다.

🫖 자궁암

🎚 항암약

대혈등, 아출, 조각자, 토복령, 묘조초, 의이인, 백화사설초, 반지련, 위령선, 선학초, 골쇄보 등

⊛ 분류

❶ 기체어혈형(氣滯血瘀型)

증상: 하복부 종괴, 통증, 혹은 혈뇨, 설암홍태백(舌暗紅苔白), 맥긴활(脈緊滑)

방약: 시호(醋炒), 작약, 당귀, 하고초, 청피, 대혈등, 토복령, 아출, 백화사설초, 반지련, 모려, 별갑, 절패모, 오공 등

❷ 간신허약형(肝腎虛弱型)

증상: 하복부 종괴, 통증, 혹은 혈뇨, 요통, 어지러움, 빈뇨, 설홍(舌红), 설태박백(舌苔薄白), 맥세(脈細)

방약: 녹각, 두충, 토사자, 보골지, 숙지황, 구기자, 황정, 백화사설초, 반지련, 아출, 석견천, 귀판, 모려, 단와릉자, 별갑, 절패모 등

❸ 하초습열형(下焦濕熱型)

증상: 하복부 종괴, 통증, 혈뇨, 백대하(악취), 발열감, 설태황(舌苔黃), 맥활(脉滑)

방약: 당삼, 창출, 복령, 의이인, 산약, 대혈등, 황금, 시호, 패장초, 백화사설초, 반지련, 아출, 모려, 단와릉자, 별갑, 절패모, 조각자 등

⟟ 가감

❶ 출혈이 있으면 백모근, 괴화, 선학초 등을 배합한다.
❷ 염증이 있으면 천화분, 패장초, 황백, 어성초 등을 배합한다.
❸ 부종이 있으면 복령피, 저령, 의이인, 차전초 등을 배합한다.
❹ 통증이 있으면 위령선, 골쇄보. 오약, 연호색 등을 배합한다.

기타 암

 갑상선암

항암약

하고초, 해조, 곤포, 반하, 절패모, 아출, 토복령, 모려, 단와릉자, 골쇄보, 위령선 등

분류

❶ 기체어혈형(氣滯瘀血型)

증상: 갑상선 종대, 입이 씀, 안구 충혈, 두통, 어지러움, 설홍태황(舌紅苔黃), 맥현(脈弦)

방약: 시호(醋炒), 적작약, 당귀, 하고초, 청피, 삼능, 아출, 백화사설초, 반지련, 우방자, 목호엽, 모려, 별갑, 절패모, 반하 등

❷ 담어조체형(痰瘀阻滯型)

증상: 갑상선 종대, 설암홍(舌暗红), 설태황후(舌苔黃厚), 맥활(脈滑)

방약: 해조, 곤포, 하고초, 해부석, 모려, 반하, 절패모, 황약자, 담낭성, 진피, 단삼, 홍화, 삼능, 아출, 반하 등

❸ 음허화형(陰虛火汪型)

증상: 갑상선 종대, 통증, 발열감, 구강 건조, 도한, 설선홍(舌鮮红), 설태소(舌苔少), 맥세삭(脈細數)

방약: 황백, 지모, 국화, 구기자, 단피, 숙지황, 복령, 택사, 산수유, 시호(醋炒), 백작약, 하고초, 삼능, 아출, 백화사설초, 반지련, 별갑, 모려, 절패모 등

✅ 가감

❶ 간 기능에 이상이 있으면 반하, 황약자를 사용하지 않는다.

❷ 갑상선 기능 저하 증상이 있으면 인삼, 황기, 부자 등을 배합한다.

❸ 갑상선 기능 항진으로 땀을 많이 흘리면 부소맥, 지골피, 청호 등을 배합한다.

❹ 갑상선 기능 항진증이 있으면 해조, 곤포를 사용하지 않는다.

뇌암

🐝 항암약

하고초, 천마, 오공, 전갈, 강잠, 지용, 석창포, 절패모, 아출, 토복령, 모려, 별갑, 와릉자(煅) 등

❀ 분류

❶ 기체어혈형(氣滯瘀血型)

증상: 찌르는 듯한 두통, 어지러움, 구토, 불면증, 설홍(舌红), 설태황(舌苔黄), 맥현(脈弦)

방약: 시호(醋炒), 적작약, 당귀, 천궁, 유향, 몰약, 천마, 구등, 하고초, 청피, 삼능, 아출, 백화사설초, 반지련, 모려, 별갑, 절패모, 반하 등

❷ 담어호결형(痰瘀互结型)

증상: 쥐어짜는 듯한 두통, 어지러움, 구토, 불면증, 설암홍(舌暗红), 설태황(舌苔黄), 맥활(脈滑)

방약: 당삼, 백출, 창출, 복령, 반하, 황약자, 담낭성, 천화분, 진피, 절패모, 모려, 삼능, 아출, 몰약, 유향, 천궁 등

❸ 간신허약형(肝腎虛弱型)

증상: 경미한 두통, 어지러움, 기억력 저하, 피로, 요통, 설홍(舌红), 설태박황(舌苔薄黄), 맥세(脈細)

방약: 두충, 보골지, 익지인, 숙지황, 황정, 귀판, 별갑, 절패모, 모려, 아출, 오공, 전갈, 석창포 등

✅ 가감

❶ 두통이 심하면 오공, 전갈, 강잠, 조각자, 백질려, 위령선 등을 배합한다.

❸ 어지러움이 있으면 천마, 구등 등을 배합한다.

❸ 불면증이 있으면 합환피, 원지, 야교등, 산조인 등을 배합한다.

❸ 간, 신부전이 있으면 반하, 황약자, 담남성, 천화분, 조각자, 백질려를 사용하지 않는다.

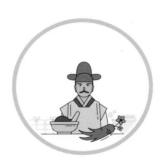

한방 암 치료법

4

항암 치료
부작용 치료

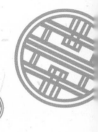

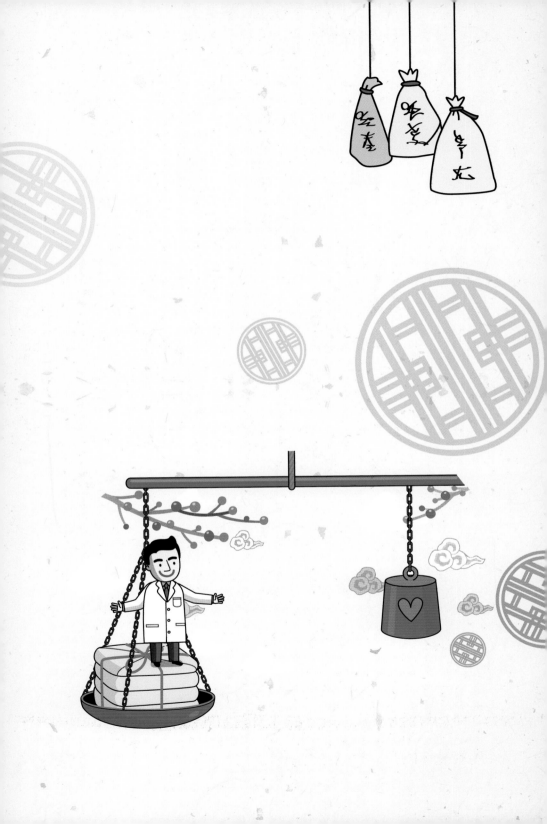

허약증

 분류

기혈부족형(氣血不足型)

증상: 피로, 어지러움증, 식욕 부진, 호흡 미약, 안면 창백, 설담홍태박백(舌淡紅苔薄白), 맥침약(脈沉弱)

방약: 황기, 맥문동, 인삼, 백출, 복령, 당귀, 숙지황, 백작약, 천궁, 진피, 산사(焦), 신곡(焦), 맥아(焦), 대조 등

음기부족형(陰氣不足型)

증상: 수면 후 발한(盜汗), 오후에 발열감, 구강 건조, 대변 건조, 짙은 황색의 소변, 설선홍소태(舌鮮紅少苔), 맥침세(脈沉細)

방약: 황백, 지모, 숙지황, 복령, 산약, 산수유, 택사, 단피, 구기자, 황정, 지실, 산사(焦), 신곡(焦), 맥아(焦) 등

❋ 양기부족형(陽氣不足型)

증상: 외한(畏寒), 신체 냉함, 설사, 빈뇨, 설암홍태백(舌暗紅苔白), 맥긴(脈緊)

방약: 녹용, 황기, 부자, 육계, 숙지황, 복령, 산약, 산수유, 진피, 생강, 산사(焦), 신곡(焦), 맥아(焦) 등

❋ 심기허약형(心氣虛弱型)

증상: 저혈압, 어지러움, 안면 창백, 심계, 가슴 답답함, 하체 부종, 설담홍태박백(舌淡紅苔薄白), 맥침약삭(脈沉弱數)

방약: 황기, 맥문동, 오미자, 인삼, 백출, 복령, 당귀, 천궁, 진피, 산사(焦), 신곡(焦), 맥아(焦) 등

✅ 가감

❶ 하체 부종이 있으면 차전초, 홍경천, 방기, 천목통, 동과피 등을 배합한다.

❷ 고혈압이 있으면 차전초, 라포마(羅布麻), 갈근, 지골피, 국화 등을 배합한다.

❋ 폐기허약형(肺氣虛弱型)

증상: 호흡 촉박, 가슴 답답함, 심계, 기침, 가래, 설담홍태박백(舌淡紅苔薄白), 맥침약삭(脈沉弱數)

방약: 황기, 맥문동, 오미자, 인삼, 백출, 복령, 사삼, 길경, 진피, 산사(焦), 신곡(焦), 맥아(焦) 등

☑ 가감

① 하체 부종이 있으면 차전초, 홍경천, 방기, 천목통, 동과피 등을 배합한다.

② 기침을 하면 천패모, 관동화, 자원, 행인, 비파엽 등을 배합한다.

③ 가래가 많으면 괄루, 천패모, 상백피, 황금, 반하 등을 배합한다.

✿ 비위허약형(脾胃虛弱型)

증상: 피로, 식욕 부진, 소화 불량, 복부 팽만, 구역질, 트림, 변당(便溏) 안면 황색, 설담홍태박백(舌淡紅苔薄白), 맥침약(脈沉弱)

방약: 황기, 인삼, 백출, 복령, 산약, 지실, 후박, 산사(焦), 신곡(焦), 맥아(焦), 대조 등

☑ 가감

① 설사하면 오매, 의이인 등을 배합한다.

② 상복부에 통증이 있으면 목향, 향부, 연호색 등을 배합한다.

③ 간, 신부전이 있으면 반하, 방기를 사용하지 않는다.

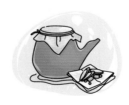

어지러움증

 분류

기혈부족형(氣血不足型)

증상: 어지러움, 피로, 기면, 안면 창백, 빈혈, 심계, 식욕 부진, 설담홍 태박백(舌淡紅苔薄白), 맥침약(脈沉弱)

방약: 황기, 맥문동, 인삼, 백출, 복령, 당귀, 숙지황, 백작약, 천궁, 진피, 산사(焦), 신곡(焦), 맥아(焦) , 대조 등

가감

1. 빈혈이 있으면 녹각, 별갑, 귀판 등을 배합한다.
2. 설사를 하면 의이인, 오매, 가자(訶子) 등을 배합한다.

간양상항형(肝陽上亢型)

증상: 어지러움, 화낸 후 가중, 고혈압, 이명, 두통, 안구 통증, 입이 씀, 불면증, 설홍태황(舌紅苔黃), 맥현(脈弦)

방약: 천마, 구등, 황금, 상기생, 치자, 익모초, 야교등, 복신, 석결명, 시호(醋炒), 적작약, 당귀, 천궁 등

✅ 가감

❶ 고혈압 증상이 있으면 용골, 모려, 당귀, 천궁, 차전자, 택사, 갈근 지골피 등을 배합한다.

❷ 두통이 있으면 국화, 천궁, 고본, 만형자, 연호색, 강잠 등을 배합 한다.

🔠 간신음허형(肝腎陰虛型)

증상: 어지러움, 피로, 요통, 기억력 감퇴, 시력 감퇴, 도한, 대변 건조, 황색 소변, 설선홍소태(舌鮮紅少苔), 맥침세(脈沉細)

방약: 황백, 지모, 숙지황, 복령, 산약, 산수유, 택사, 단피, 구기자, 여 정자, 한련초, 진피, 산사(焦), 신곡(焦), 맥아(焦) 등

🔠 간신양허형(肝腎陽虛型)

증상: 어지러움, 피로, 요통, 기억력 감퇴, 시력 감퇴, 신체 냉한, 외한 (畏寒), 대변 무름, 빈뇨, 설암홍태백(舌暗紅苔白), 맥긴(脈緊)

방약: 녹용, 부자, 육계, 숙지황, 복령, 산약, 산수유, 황정, 구기자, 진 피, 생강, 산사(焦), 신곡(焦), 맥아(焦) 등

🔠 담습중조형(痰濕中阻型)

증상: 어지러움, 머리가 멍하고 무거움, 가슴 답답함, 구역질, 식욕 부 진, 기면, 설홍태백니(舌紅苔白膩), 맥활(脈滑)

방약: 당삼, 백출, 창출, 복령, 진피, 후박, 택사, 의이인, 천마, 구등, 산사(焦), 신곡(焦), 맥아(焦) 등

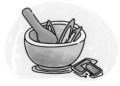

소화 불량

 분류

간기울체형(肝氣鬱滯型)

증상: 상복부 팽만, 상복부 통증, 화낸 후 가중, 입이 씀, 옆구리 통증, 구역질, 잔변감, 설홍태박백(舌紅苔薄白), 맥현(脈弦)

방약: 시호(醋炒), 지실, 적작약, 천궁, 당삼, 백출, 복령, 후박, 산사(焦), 신곡(焦), 맥아(焦), 계내금 등

비위습열형(脾胃濕熱型)

증상: 상복부 팽만감, 가슴 답답함, 어지러움, 신체 무거움, 피로감, 구역질, 식욕 부진, 끈적이는 대변, 설홍태백니(舌紅苔白膩), 맥활(脈滑)

방약: 당삼, 창출, 복령, 진피, 지실, 의이인, 황연, 후박, 백구인, 사인, 산사(焦), 신곡(焦), 맥아(焦), 래복자 등

🏮 비기허약형(脾氣虛弱型)

증상: 상복부 팽만, 피로, 식욕 부진, 변당(便溏), 안면 황색, 설담홍태박백(舌淡紅苔薄白), 맥침약(脈沉弱)

방약: 황기, 인삼, 백출, 복령, 산약, 지실, 후박, 산사(焦), 신곡(焦), 맥아(焦), 대조 등

✅ 가감

① 설사하면 오매, 의이인 등을 배합한다.
② 상복부에 통증이 있으면 목향, 향부, 연호색 등을 배합한다.

🏮 비위음허형(脾胃陰虛型)

증상: 상복부 팽만, 피로, 식욕 부진, 구강 건조, 대변 건조, 도한, 설선홍소태(舌鮮紅少苔), 맥침세(脈沉細)

방약: 서양삼, 백출, 복령, 맥문동, 옥죽, 석곡, 지실, 산사(焦), 신곡(焦), 맥아(焦) 등

✅ 가감

① 대변이 건조하여 변비가 심하면 현삼, 생지황, 대황 등을 배합한다.
② 상복부에 통증이 있으면 목향, 향부, 연호색 등을 배합한다.
③ 간, 신부전이 있으면 반하, 목향을 사용하지 않는다.

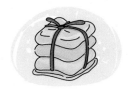

딸꾹질

 분류

간기울체형(肝氣鬱滯型)

증상: 딸꾹질, 상복부 팽만, 옆구리 통증, 화낸 후 가중, 입이 씀, 불면증, 구역질, 설홍태박백(舌紅苔薄白), 맥현(脈弦)

방약: 정향, 시제, 선복화, 대자석, 죽여, 시호(醋炒), 지실, 적작약, 당삼, 백출, 복령, 후박, 산사(焦), 신곡(焦), 맥아(焦), 계내금 등

비기허약형(脾氣虛弱型)

증상: 딸꾹질, 상복부 팽만, 피로, 식욕 부진, 안면 황색, 변당(便溏), 설담홍태박백(舌淡紅苔薄白), 맥침약(脈沉弱)

방약: 정향, 시제, 선복화, 대자석, 죽여, 당삼, 백출, 복령, 지실, 후박, 산사(焦), 신곡(焦), 맥아(焦), 계내금 등

✿ 위기상역형(胃氣上逆型)

증상: 딸꾹질, 구역질, 구토, 신물 올림, 식욕 부진, 변비, 설담홍태박백(舌淡紅苔薄白), 맥침약(脈沉弱)

방약: 정향, 시제, 선복화, 대자석, 오적골, 죽여, 반하, 진피, 지실, 후박, 빈낭, 산사(焦), 신곡(焦), 맥아(焦), 래복자 등

✅ 가감

❶ 식도 쓰라림이 있으면 황연, 오수유를 배합한다.

❷ 신물을 올리면 오적골을 배합한다.

❸ 간부전이 있으면 반하를 사용하지 않는다.

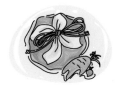

발한증

 분류

🎂 음허성 도한(陰虛性 盜汗)

증상: 수면 후 발한(盜汗), 오후에 발열감, 구강 건조, 대변 건조, 짙은 황색의 소변, 설선홍소태(舌鮮紅少苔), 맥침세(脈沉細)

방약: 황백, 지모, 숙지황, 복령, 산약, 산수유, 택사, 단피, 모려(煆), 부소맥, 지골피, 마황근, 청호 등

🎂 폐허성 자한(肺虛性 自汗)

증상: 자한(自汗), 활동 후 가중, 오한, 감기에 잘 걸림, 호흡 무력, 피로, 설담홍태박백(舌淡紅苔薄白), 맥침약삭(脈沉弱數)

방약: 황기, 맥문동, 오미자, 방풍, 인삼, 백출, 복령, 사삼, 모려(煆), 부소맥, 마황근, 해표소 등

🎑 심허성 자한(心虛性 自汗)

증상: 자한, 심계, 불면증, 피로, 안면 창백, 설담홍태박백(舌淡紅苔薄白), 맥침세삭(脈沉細數)

방약: 인삼, 백출, 복령, 황기, 당귀, 백작약, 천궁, 숙지황, 지실, 오미자, 모려(煆), 부소맥, 마황근 등

🎑 자한, 도한

증상: 자한, 도한, 피로, 구강 건조, 호흡 촉박, 심계, 설선홍소태(舌鮮紅少苔), 맥침약삭(脈沉弱數)

방약: 황기, 맥문동, 오미자, 방풍, 서양삼, 백출, 복령, 황백, 지모, 생지황, 단피, 모려(煆), 부소맥, 지골피, 청호 등

🎑 습열내온형(濕熱內蘊型)

증상: 발열감, 자한, 도한, 끈적이는 땀, 체내 염증, 피로, 구강 건조, 가슴 답답함, 끈적이는 대변, 설홍태백니(舌紅苔白膩), 맥활(脈滑)

방약: 황금, 황백, 치자, 택사, 창출, 단피, 천목통, 차전초, 의이인, 모려(煆), 부소맥, 지골피, 청호, 호황연, 은시호 등

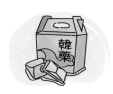

변비

 분류

🎂 간기울체형(肝氣鬱滯型)

증상: 대변 비건조, 변의는 있으나 배변 곤란, 잔변감, 장명, 방귀, 트림 빈발, 식욕 부진, 설홍태박니(舌紅苔薄膩), 맥현(脈弦)

방약: 시호(醋炒), 적작약, 지실, 황금, 당귀, 천궁, 목향, 진피, 후박, 결명자, 산사(焦), 신곡(焦), 맥아(焦) 등

🎂 비기허약형(脾氣虛弱型)

증상: 대변 비건조, 변의는 있으나 무력하여 배변 곤란, 피로, 식욕 부진, 안면 황색, 설담홍태박백(舌淡紅苔薄白), 맥침세약(脈沉細弱)

방약: 황기, 맥문동, 인삼, 백출, 복령, 지실, 진피, 후박, 사인, 대황, 산사(焦), 신곡(焦), 맥아(焦) 등

✿ 음혈부족형(陰血不足型)

증상: 대변 건조, 토끼변과 유사, 구강 건조, 어지러움, 심계, 도한, 설선홍소태(舌鮮紅少苔), 맥침세(脈沉細)

방약: 생지황, 맥문동, 옥죽, 백작약, 당귀, 화마인, 울리인, 단피, 지실, 대황, 산사(焦), 신곡(焦), 맥아(焦) 등

✿ 신양허약형(腎陽虛弱型)

증상: 대변 비건조, 배변 곤란, 빈뇨, 사지 냉한, 복부 냉한, 설암홍태백(舌暗紅苔白), 맥침지(脈沉遲)

방약: 부자, 육계, 육종용, 당귀, 화마인, 승마, 택사, 지각, 우슬, 대황, 산사(焦), 신곡(焦), 맥아(焦) 등

✿ 발열형(發熱型)

증상: 발열, 대변 건조, 구강 건조, 소변 감소, 설홍태황조(舌紅苔黃燥), 맥활삭(脈滑數)

방약: 망초, 대황, 지실, 후박, 화마인, 현삼, 생지황, 맥문동, 산사(焦), 신곡(焦), 맥아(焦) 등

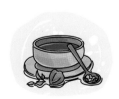

설 사

 분류

❄ 간비불화형(肝脾不和型)

증상: 설사, 장명, 복통, 방귀 빈발, 트림, 식욕 부진, 가슴 답답함, 화 낸 후 가중, 설담홍(舌淡紅), 맥현(脈弦)

방약: 시호(醋炒), 목향, 울금, 향부, 백작약, 당삼, 백출, 진피, 방풍, 오 매, 의이인 등

❄ 비위습열형(脾胃濕熱型)

증상: 설사, 복통, 잔변감, 대변 악취, 항문 작열감, 구강 건조, 번열감, 설홍태황니(舌紅苔黃膩), 맥활삭(脈滑數)

방약: 황금, 황연, 의이인, 갈근, 목향, 복령피, 저령, 차전자, 곽향, 후 박 등

☷ 비기허약형(脾氣虛弱型)

증상: 설사, 반복적인 재발, 식욕 부진, 피로, 안면 황색, 설담홍태박 (舌淡紅苔白), 맥세약(脈細弱)

방약: 황기, 당삼, 백출, 복령, 산약, 진피, 연자, 의이인, 승마, 시호 등

☷ 신양허약형(腎陽虛弱型)

증상: 새벽에 설사, 장명 후 설사, 미소화(未消化) 대변, 복통, 빈뇨, 사지 냉한, 복부 냉한, 설암홍태백(舌暗紅苔白), 맥침세(脈沉細)

방약: 육두구, 오수유, 오미자, 보골지, 부자, 생강, 의이인 등

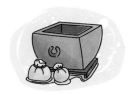

불면증

 분류

🏮 간양상항형(肝陽上亢型)

증상: 불면증, 가슴 답답함, 화를 잘냄, 두통, 어지러움, 안면 홍조, 입이 씀, 구강 건조, 설홍태박황(舌紅苔薄黃), 맥현(脈弦)

방약: 시호(醋炒), 적작약, 지실, 황금, 치자, 택사, 차전초, 천마, 구등, 용골, 모려, 산조인, 야교등, 백자인, 원지 등

🏮 기혈허약형(氣血虛弱型)

증상: 불면증, 피로, 식욕 부진, 어지러움, 심계, 빈혈 및 구강 건조, 설담홍태박(舌淡紅苔白), 맥세약(脈細弱)

방약: 황기, 맥문동, 오미자, 인삼, 백출, 복령, 백작약, 당귀, 천마, 구등, 숙지황, 대조, 산조인, 야교등, 백자인, 원지 등

⚘ 기체어혈형(氣滯瘀血型)

증상: 불면증, 고혈압, 심장병, 고지혈증, 가슴 답답함, 화를 잘냄, 두통, 어지러움, 설암홍태박홍(舌暗紅苔薄紅), 맥현(脈弦)

방약: 시호(醋炒), 적작약, 지실, 당귀, 천궁, 천마, 구등, 용골, 모려, 단삼, 홍화, 도인, 차전초, 택사, 천우슬, 하엽, 결명자, 라포마(羅布麻), 갈근, 산조인, 야교등, 백자인, 원지 등

⚘ 담열요심형(痰熱擾心型)

증상: 불면증, 가슴 답답함, 호흡 곤란, 객담, 기침, 신체 무거움, 입이 씀, 어지러움, 식욕 부진, 설홍태황이(舌紅苔黃膩), 맥활(脈滑)

방약: 황연, 황금, 백출, 복령, 진피, 지실, 괄루, 죽여, 산조인, 야교등, 백자인, 원지 등

⚘ 신기허약형(腎氣虛弱型)

증상: 불면증, 공포감, 심계, 잘 놀람, 피로, 어지러움, 하체 무력, 요통, 이명, 설담홍태박(舌淡紅苔白), 맥세약(脈細弱)

방약: 두충, 음양곽, 토사자, 익지인, 숙지황, 황정, 여정자, 한련초, 우슬, 산조인, 야교등, 백자인, 원지 등

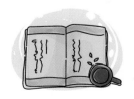

발열

 분류

기혈허약형(氣血虛弱型)

증상: 미열, 피로, 기면, 심계, 어지러움, 식욕 부진, 호흡 촉박, 설담홍태박(舌淡紅苔白), 맥세약(脈細弱)

방약: 황기, 맥문동, 인삼, 백출, 복령, 백작약, 당귀, 천마, 숙지황, 대조 등

습열내온형(濕熱內蘊型)

증상: 고열, 감염, 구강 건조, 발한, 번조, 호흡 촉박, 변비, 설자홍태박황(舌紫紅苔薄黃), 맥현(脈弦)

방약: 석고, 금은화, 연교, 대청엽, 어성초, 백화사설초, 반지련, 패장초, 황금, 로근, 맥문동, 옥죽 등

✿ 음허화황형(陰虚火汪型)

증상: 오후에 발열감, 도한, 구강 건조, 대변 건조, 황색 소변, 설선홍 소태(舌鮮紅少苔), 맥침세(脈沉細)

방약: 황백, 지모, 숙지황, 복령, 산약, 산수유, 택사, 단피, 지골피, 청호, 맥문동, 옥죽 등

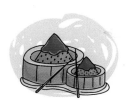

수 종

 분류

심폐허약형(心肺虛弱型)

증상: 하체 부종, 심장병, 폐암, 심계, 호흡 곤란, 기침, 호흡 촉박, 안면 창백, 설암홍태백(舌暗紅苔白), 맥침세삭(脈沉細數)

방약: 황기, 인삼, 백출, 복령, 오미자, 진피, 마황, 길경, 홍경천, 차전초, 천목통, 동과피 등

비기허약형(脾氣虛弱型)

증상: 경미한 부종, 복부 팽만, 식욕 부진, 소화 불량, 변당(便溏), 오심 구토, 설홍태백(舌紅苔白), 맥침세(脈沉細)

방약: 황기, 인삼, 백출, 창출, 후박, 복령, 산약, 연자, 의이인, 진피, 차전초, 천목통, 동과피 등

🎋 신양부족형(腎陽不足型)

증상: 전신 부종, 신장암, 방광암, 신부전, 소변량 감소, 사지 냉한, 요통, 안면 흑갈색, 심계, 가슴 답답함, 설홍태백(舌紅苔白), 맥침세삭(脈沉細數)

방약: 녹용, 부자, 계지, 두충, 백출, 복령, 산약, 의이인, 진피, 택사, 방기, 차전초, 천목통, 동과피, 우슬, 황기 등

✅ 가감

❶ 신부전 증상이 있으면 신중하게 처방한다.
❷ 고혈압 증상이 있으면 라포마, 지골피, 갈근 등을 배합한다.

🎋 간기울체형(肝氣鬱滯型)

증상: 하지 수종, 간암, 간병, 복수, 식욕 부진, 오심 구토, 입이 씀, 안면 황청색, 설홍태백(舌紅苔白), 맥현(脈弦)

방약: 시호(醋炒), 황금, 적작약, 지실, 당귀, 도인, 홍화, 익모초, 오미자, 차전초, 천목통, 동과피, 우슬, 황기 등

✅ 가감

❶ 간부전 증상이 있으면 신중하게 처방한다.
❷ 출혈 증상이 있으면 활혈거어약(活血祛瘀藥)을 사용하지 않는다.

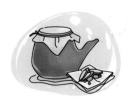

출혈증

 분류

🎱 비불통혈형(脾不統血型)

증상: 혈소판 부족, 식욕 부진, 복부 팽만, 오심 구토, 변당(便溏), 피로, 신체 수척, 안면 황색, 설담홍태박(舌淡紅苔白), 맥세약(脈細弱)

방약: 황기, 당귀, 인삼, 백출, 복령, 산약, 진피, 선학초, 백모근, 지유, 우절, 대추, 별갑, 귀판, 녹각 등

🎱 기체어혈형(氣滯瘀血型)

증상: 암 부위 출혈, 수술한 부위 출혈, 통증, 설암홍태박백(舌暗紅苔薄白), 맥현삽(脈弦澀)

방약: 시호(醋炒), 적작약, 지실, 별갑, 귀판, 삼칠, 천초, 포황, 대계, 소계, 측백엽, 선학초, 백모근, 지유 등

🎋 음허화왕형(陰虛火汪型)

증상: 선홍색 출혈, 오후에 발열감, 도한, 구강 건조, 대변 건조, 황색 소변, 설선홍소태(舌鮮紅少苔), 맥침세(脈沉細)

방약: 황백, 지모, 숙지황, 복령, 산약, 산수유, 택사, 단피, 대계, 소계, 선학초, 백모근, 지유, 우절, 별갑, 귀판 등

🎋 양성상항형(陽盛上亢型)

증상: 출혈, 발열감, 국소 감염, 자한, 구강 건조, 가슴 답답함, 대변 건조, 설홍태황건조(舌紅苔黃乾燥), 맥홍활삭(脈洪滑數)

방약: 석고, 금은화, 연교, 백화사설초, 단피, 생지황, 현삼, 맥문동, 천문동, 대계, 소계, 측백엽, 백모근 등

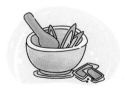

빈 혈

 분류

기혈부족형(氣血不足型)

증상: 빈혈, 어지러움, 피로, 기면, 안면 창백, 심계, 식욕 부진, 설담홍태박백(舌淡紅苔薄白), 맥침약(脈沉弱)

방약: 황기, 맥문동, 인삼, 백출, 복령, 당귀, 숙지황, 백작약, 천궁, 진피, 산사(焦), 신곡(焦), 맥아(焦), 대조, 별갑, 귀판, 녹각 등

간신허약형(肝腎虛弱型)

증상: 빈혈, 어지러움, 피로, 요통, 기억력 감퇴, 시력 감퇴, 도한 및 대변 건조, 설선홍소태(舌鮮紅少苔), 맥침세(脈沉細)

방약: 녹용, 두충, 토사자, 사원자, 황정, 구기자, 여정자, 한련초, 별갑, 귀판, 산사(焦), 신곡(焦), 맥아(焦) 등

🎴 비기허약형(脾氣虛弱型)

증상: 빈혈, 심계, 어지러움, 식욕 부진, 복부 팽만, 오심 구토, 변당(便溏), 피로, 신체 수척, 안면 황색, 설담홍태박(舌淡紅苔白), 맥세약(脈細弱)

방약: 황기, 당귀, 인삼, 백출, 복령, 산약, 진피, 대추, 별갑, 귀판, 녹각, 산사(焦), 신곡(焦), 맥아(焦) 등

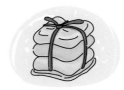

설태 두꺼움

 분류

📎 비위습열형(脾胃濕熱型)

증상: 설태 두꺼움, 식욕 부진, 발열감, 끈적이는 땀, 오심 구토, 잔변감, 전신 무거움, 설홍태황후니(舌紅苔黃厚膩), 맥활삭(脈滑數)

방약: 당삼, 창출, 복령피, 지실, 진피, 패란, 백두구, 의이인, 곽향, 택사, 황금, 황연, 사인, 후박, 산사(焦), 신곡(焦), 맥아(焦) 등

📎 한습중조형(寒濕中阻型)

증상: 설태 두꺼움, 식욕 부진, 외한(畏寒), 오심 구토, 잔변감, 전신 무거움, 설홍태백후니(舌紅苔白厚膩), 맥활(脈滑)

방약: 당삼, 백출, 창출, 백편두, 복령피, 의이인, 지실, 진피, 패란, 백두구, 곽향, 사인, 후박, 산사(焦), 신곡(焦), 맥아(焦) 등

🎏 간담습열형(肝膽濕熱型)

증상: 설태 두꺼움, 입이 씀, 식욕 부진, 오심 구토, 간염 및 담낭염, 배변 비쾌변, 전신 무거움, 설홍태황후니(舌紅苔黃厚膩), 맥활삭(脈滑數)

방약: 시호(醋炒), 황금, 적작약, 당삼, 지실, 불수, 향연, 창출, 복령피, 패란, 백두구, 후박, 산사(焦), 신곡(焦), 맥아(焦) 등

🎏 하초습열형(下焦濕熱型)

증상: 설태 두꺼움, 배뇨 장애, 빈뇨, 배뇨통, 비뇨기 감염증, 전신 무거움, 소변량 감소, 설홍태황후니(舌紅苔黃厚膩), 맥활삭(脈滑數)

방약: 차전초, 택사, 황백, 활석, 비해, 포공영, 자화지정, 치자, 통초, 어성초, 백화사설초, 복령, 편축, 구맥 등

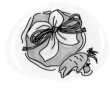

탈모증

 분류

❀ 기체울결형(氣滯鬱結型)

　　증상: 탈모, 심한 스트레스, 가슴 답답함, 불면증, 입이 씀, 설암홍태박황(舌暗紅苔薄黃), 맥현삽(脈弦澀)

　　방약: 시호(醋炒), 적작약, 당귀, 지실, 천궁, 도인 홍화, 하수오(制), 여정자, 한련초, 구기자, 흑두, 상심, 복분자, 측백엽 등

❀ 간신부족형(肝腎不足型)

　　증상: 탈모, 어지러움, 이명, 하지 무력, 기억력 감퇴, 설담홍태박백(舌淡紅苔薄白), 맥세(脈細)

　　방약: 보골지, 토사자, 사원자, 황정, 하수오(制), 구기자, 여정자, 한련초, 우슬, 당귀, 흑두, 상심, 복분자, 측백엽 등

🎎 음허화왕형(陰虛火汪型)

증상: 탈모, 도한, 구강 건조, 오후에 발열감, 대변 건조, 황색 소변, 설선홍소태(舌鮮紅少苔), 맥침세(脈沉細)

방약: 황백, 지모, 숙지황, 복령, 산약, 산수유, 택사, 단피, 별갑, 귀판, 황정, 하수오(制), 구기자, 우슬, 당귀, 흑두, 상심, 복분자, 측백엽 등

✅ 가감

❶ 하수오는 독성이 있으므로 장기간 사용하지 않는다.

❷ 간 기능에 이상이 있으면 하수오를 사용하지 않는다.

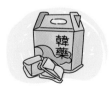

백혈구 감소증

 분류

기혈부족형(氣血不足型)

증상: 감염 용이, 어지러움, 피로, 기면, 안면 창백, 심계, 식욕 부진, 설담홍태박백(舌淡紅苔薄白), 맥침약(脈沉弱)

방약: 황기, 맥문동, 인삼, 백출, 복령, 당귀, 숙지황, 백작약, 천궁, 진피, 산사(焦), 신곡(焦), 맥아(焦), 대조, 지유, 별갑, 귀판, 녹각 등

간신허약형(肝腎虛弱型)

증상: 감염 용이, 피로, 요통, 기억력 감퇴, 시력 감퇴, 도한, 대변 건조, 설선홍소태(舌鮮紅少苔), 맥침세(脈沉細)

방약: 녹용, 두충, 토사자, 보골지, 황정, 구기자, 여정자, 한련초, 별갑, 귀판, 지유, 산사, 신곡, 맥아 등

🎆 비기허약형(脾氣虛弱型)

증상: 감염 용이, 심계, 어지러움, 식욕 부진, 복부 팽만, 오심 구토, 변당(便溏), 피로, 신체 수척, 안면 황색, 설담홍태박(舌淡紅苔白), 맥세약(脈細弱)

방약: 황기, 당귀, 인삼, 백출, 복령, 산약, 진피, 대추, 별갑, 귀판, 녹각, 지유, 산사(焦), 신곡(焦), 맥아(焦) 등

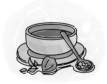

참고 문헌

고행인(苦杏仁)

1. 催应珉. 中国名医名方薪传. 2版. 郑州大学出版社, 2010.

2. 展文国, 鲁伟德. 裴正学教授治疗肺癌的临床经验总结. 心理医生(下月版), 2012, (8)：388-389.

3. 王邈, 贾英杰. 从三焦辨证论治肺癌经验. 吉林中医药, 2010,30(12)：1024-1025〉

4. 雷載權等主編. 中華臨床中藥學. 人民衛生出版社, 1998〉

금은화(金銀花)

1. 金泙, 沈敏鹤. 吴良村论治原发性肝癌经验. 中医杂志, 2005,46(9)：660-661.

2. 常敏毅. 湖南科學技術出版社, 1997

3. 林洪生. 中国百年百名中医临床家丛书·余桂清中国中医药出版社, 119-133.

능소화(凌霄花)

1. 孙桂芝. 孙桂芝实用中医肿瘤学. 北京：中国中医药出版社, 2009: 271-272

2. 李园. 李佩文治疗原发性肝癌经验. 中医杂志, 2009,50(7)：594-595

대산(大蒜)

1. 羅昭全等. 四川中醫, 1996, (11):26

대혈등(大血藤)

1. 梁芳. 刘嘉湘益气健脾-扶正法治疗肠癌术后脾气亏虚.实用中医内科杂志, 2013, 27(6)：9-10

2. 丁金芳, 等. 施志明治疗大肠癌经验举要. 上海中医药杂志, 2007, (5): 44

3. 张新. 孙桂芝治疗大肠癌经验. 中医杂志, 1998, 4(17)：174-175

동능초(冬凌草)

1. 赵明. 彭江宁主任医师治疗食管癌的经验. 河南中医, 2008, 28(9)：32-33

2. 梁丽艳. 焦中华治疗癌症经验拾萃. 山西中医, 2011,27(3)：8-9

동충하초(冬蟲夏草)

1. 周岱翰等. 中國中西醫結合雜誌, 1995, (8):476

2. 鄭鞭蓉. 中國醫院藥學雜誌, 1992, (2):84

등리근(藤梨根)

1. 李和根. 刘嘉湘治疗胃癌经验述要. 辽宁中医杂志, 2005, 32(7)：642.
2. 顾恪波, 王逊, 何立丽, 等. 孙桂芝运用"肾为五脏之本"理论治疗恶性肿瘤验案
4则. 上海中医药杂志, 2013, 47(7)：32-34.
3. 庞乐. 陈光伟教授治疗中晚期乳腺癌经验. 现代中医药, 2009, 29(6)：2-3.
4. 董媛. 陈光伟教授治疗中晚期肝癌经验. 现代中医药, 2011, 31(1)：1-2.
5. 张新. 孙桂芝治疗大肠癌经验. 山东中医杂志, 1998, 4(17)：174-175.
6. 张果. 金国梁辨治肿瘤经验介绍. 山西中医, 2008, 24(10)：4-5.

로봉방(露蜂房)

1. 汤岳龙. 吴一纯辨治恶性肿瘤的经验. 北京中医, 2001, (5)：3-5.
2. 刘苓霜, 刘嘉湘.治疗脑瘤经验. 中医杂志, 2006,47(8)：578.
3. 顾恪波, 王逊, 何立丽, 等. 孙桂芝运用"肾为五脏之本"理论治疗恶性肿瘤验案
4则. 上海中医药杂志, 2013, 47(7)：32-34.
4. 雷载權等主編. 中華臨床中藥學. 人民衛生出版社, 1998
5. 陆洁等. 辽宁中医杂志, 1987, 5:28.
6. 何立丽. 孙桂芝治疗原发性肝癌经验. 上海中医药杂志 , 2009, 43(8)：3-4.
7. 李英英, 郭立中, 等. 周仲瑛教授从复方辨治恶性淋巴瘤1例, 中医药导报, 2013,
(1): 29.
8. 万秀贤. 基于数据挖掘的周仲瑛教授治疗肾癌案的回顾性研究. 南京：南京中
医药大学第一临床医学院, 2011.
9. 王辉. 孙桂芝治疗膀胱癌经验. 北京中医药, 2011, 30(7)：492-493.

명반(明礬)

1. 殷凤舞. 黑龙江中医学, 198.4:19
2. 李兴培. 浙江中医学, 1979, (12): 467
3. 孟磊. 等中医杂志, 1981, 11:33
4. 李景顺. 上海中医杂志, 1984, 9:20
5. 李长信. 中西医结合杂志, 1984, 4(1)：26
6. 万瑞钦等. 中西医结合杂志, 1989, (11): 662

목만두(木饅頭)

1. 刘嘉湘. 刘嘉湘谈肿瘤. 上海：上海科技教育出版社, 2004: 98-99.
2. 李英英, 贾晓玮, 郭立中. 周仲瑛教授辨治肾癌转移1例. 吉林中医药, 2011,
31(9)：903-904.

묘조초(猫爪草)

1. 娄怡. 贾英杰运用运脾, 清热, 养阴三法治疗鼻咽癌放疗后口淡无味的经验. 江苏中医药, 2011, 43(7)：18-19.

2. 黎壮伟, 曹洋, 陈志坚, 等. 陈锐深教授治疗原发性支气管肺癌的经验. 中医药学报, 2006, 34(5):17-18.

3. 金泙, 沈敏鹤. 吴良村诊治原发性肝癌经验. 中医杂志, 2005, 46(9)：660-661.

4. 刘安家. 周维顺教授治疗大肠癌的经验介绍. 云南中医中药杂志, 2010, 31(11)：3-4.

5. 王大鹏, 彭涛. 高萍主任医师辨治恶性淋巴肿瘤经验. 时珍国医国药, 2008, 19(1)：246-247.

6. 万秀贤. 基于数据挖掘的周仲瑛教授治疗肾癌案的回顾性研究. 南京：南京中医药大学第一临床医学院, 2011.

반지련(半枝蓮)

1. 李园, 李佩文. 中医药治疗肿瘤临证经验. 北京中医药, 2011, 30(3)：183-185

2. 余炅, 唐晓玲, 曹弈强, 等. 熊墨年论治肺癌经验. 实用中西医结合临床, 2010, 10(4)：69-71

3. 容志, 花宝金. 张代钊教授治疗肿瘤病学术经验. 吉林中医药, 2012, 32(12)：1203-1205

4. 户雯平, 闫洪飞, 董海涛, 等. 余桂清治疗乳腺癌经验. 中医杂志, 2003, 44(4)：253-255

5. 张京春. 陈可冀学术思想及医案实录. 北京大学医学出版社.

6. 梅. 李建生治疗大肠癌的经验. 北京中医, 2004, (4): 213.

7. 百年百名中医临床家. 谢海州

8. 贤. 基于数据挖掘的周仲瑛教授治疗肾癌病案的回顾性研究. 南京：南京中医药大学第一临床医学院, 2011.

반하(半夏)

1. 蒋士卿, 孙宏新.李修五教授治疗脑瘤经验. 中医研究, 2009, 22(11)：48-50.

2. 娄怡. 贾英杰运用运脾, 清热, 养阴三法治疗鼻咽癌放疗后口淡无味的经验. 江苏中医药, 2011, 43(7)：18-19.

3. 王邈, 贾英杰. 从三焦辨证论治肺癌经验. 吉林中医药, 2010, 30(12)：1024-1025.

4. 王伟彪, 肖莹. 古今名医临证实录丛书. 中国医药科学出版社, 2013.

5. 桂忆昌. 桂梦熊老中医治疗胃癌验案. 辽宁中医杂志, 1984, 8:37.

6. 国家级名老中医肿瘤病验案良方.

발계(菝葜)

1. 冯玉龙, 丁金芳.施志明主任医师治疗食管癌验案1例. 辽宁中医药大学学报, 2008, 10(4)：82-83.

2. 李和根. 刘嘉湘治疗胃癌经验述要. 辽宁中医杂志, 2005, 32(7)：642.

3. 张赤志. 吕继端治疗肝癌经验. 中医杂志, 1995, 36(9)：531-532.

백강잠(白僵蠶)

1. 高振华. 孙秉严先生诊治脑肿瘤经验撷拾. 中医研究, 2008, 21(11)：54-55.

2. 洪祖剑, 章永红. 章永红教授治疗肺癌经验撷芳. 吉林中医药, 2011, 31(5)：399-400.

3. 李忠. 李忠肿瘤验案精选. 1版. 人民军医出版社, 2011.

4. 孙桂芝. 孙桂芝实用中医肿瘤学. 北京：中国中医药出版社, 2009: 337-338.

백영(白英)

1. 张狲. 邱幸凡教授治疗肺癌的经验. 世界中西医结合杂志, 2010, 5(10)：839-840.

2. 唐武军. 郁仁存老师治疗胃癌经验总结. 中国实验方剂学杂志, 2007, 13(8)：69-70.

3. 张青. 郁仁存治疗三阴性乳腺癌经验. 中医杂志, 2013, 54(9)：737-739.

4. 包素珍. 肿瘤名家验案精选张代钊医案. 人民军医出版社, 2006: 162-163.

백작약(白芍藥)

1. 邓宏, 吴万垠, 李柳宁, 等. 刘伟胜教授治疗脑癌的经验浅谈. 国际医学卫生导报, 2007, 13(15)：133-137.

2. 刘昭坤.河南中医, 1997, (2): 78.

3. 施志明(中国中医秘方大全). 上海文汇出版社, 1989.

백질려(白蒺藜)

1. 刘苓霜, 刘嘉湘. 治疗脑瘤经验. 中医杂志, 2006, 47(8)：578.

2. 李园, 李佩文. 中医药治疗脑瘤临证经验. 北京中医药, 2011, 30(3)：183-185.

백출(白朮)

1. 卢雯平等. 中医杂志, 1996, (6)：350.

2. 张天佑中医药研究, 1991, (5): 59.

3. 陰建. 中药现代研究与临床应用, 学苑出版社, 1993, 241.

백화사설초(白花蛇舌草)

1. 李园, 李佩文. 中医药治疗肿瘤临证经验. 北京中医药, 2011, 30(3)：183-185.

2. 汤岳龙. 吴一纯辨治恶性肿瘤的经验. 北京中医, 2001, (5): 3-5.

3. 乔占兵, 胡凯文, 曹阳, 等王沛教授辨治中晚期肺癌临床经验, 北京中医药大学学报(中医临床版), 2008, 15(5)：36-37.

4. 容志, 花宝金. 张代钊教授治疗肿瘤病学术经验. 吉林中医药, 2012, 32(12)：1203-1205.

5. 张京春. 陈可冀学术思想及医案实录. 北京大学医学出版社.

6. 卢雯平. 朴炳奎治疗卵巢癌经验及验案3则. 中医杂志, 2010, 51(1)：99-100.

벽호(壁虎)

1. 李忠. 李忠肿瘤验案精选. 1版. 人民军医出版社, 2011.

2. 黎壮伟, 曹洋, 陈志坚, 等. 陈锐深教授治疗原发性支气管肺癌的经验. 中医药学报, 2006, 34(5)17-18：

3. 中国百年百名中医临床家. 刘炳凡.

별갑(鱉甲)

1. 凌笑梅等. 吉林中医药, 1995,15(4)：41.

2. 可富春等. 河南中医, 1990,10(6)：35-38.

빙편(氷片)

1. 趙錫民. 山東中醫雜誌, 1988, (1):7.

사육곡(蛇六谷)

1. 蒋士卿, 孙宏新. 李修五教授治疗脑瘤经验. 中医研究, 2009, 22(11)：48-50.

2. 刘苓霜, 刘嘉湘. 治疗脑瘤经验. 中医杂志, 2006, 47(8)：578.

3. 赵明. 彭江宁主任医师治疗食管癌的经验. 河南中医, 2008, 28(9)：32-33.

4. 唐先平, 桑志成. 肿瘤古今名家验案全析. 北京：科技技术文献出版社, 2007: 311.

5. 李春杰. 刘嘉湘治疗恶性淋巴瘤验案1则. 江苏中医药, 2005, 26(5)：33.

사향(麝香)

1. 孟照華等. 中醫雜誌, 1990, 31(3):45.

서양삼(西洋蔘)

1. 雷載權等主編. 中華臨床中藥學. 人民衛生出版社, 1998, 1599.
2. 何維等. 中醫藥學報, 1993, (1):51.

서장경(徐长卿)

1. 单飞瑜, 沈敏鹤, 阮善明, 等. 吴良村治疗咽喉癌放化疗后经验. 浙江中医杂志, 2013, 48(4)：237-239.
2. 王三虎. 王三虎抗癌经验. 第四军医大学出版社, 2003.

석견천(石見穿)

1. 丁金芳, 施志明. 治疗脑瘤院长验证. 中医杂志, 2006, 47(3)：182-183.
2. 尤杰. 刘嘉湘教授辨治肺癌经验长春中医药. 大学学报, 2011, 27(2)：185-186.
3. 李朝军. 刘嘉湘教授治疗肝癌经验. 山西中医, 2009, 25(12)：9-10.
4. 王伟彪, 肖莹. 古今名医临证实录丛书. 中国医药科学出版社, 2013.
5. 于明千. 张锡君疑难医案选. 江西中医药, 1986, 1:13.
6. 唐先平, 桑志成. 肿瘤古今名家验案全析. 北京：科技技术文献出版社, 2007 :311.
7. 李园. 李佩文治疗原发性肝癌经验. 中医杂志, 2009, 50(7)：594-595.
8. 陈四清. 周仲瑛医案苦辛酸法治疗胰腺癌肝转移. 江苏中医药, 2007, 39(5)：43-44.

섬서피(蟾蜍皮)

1. 孙桂芝. 孙桂芝实用中医肿瘤学. 北京：中国中医药出版社, 2009: 337-338.
2. 金泙, 沈敏鹤. 吴良村诊治原发性肝癌经验. 中医杂志, 2005, 46(9)：660-661.〉
3. 王墨榮, 南京中醫學院學報, 1989, 4:17
4. 王辉. 孙桂芝治疗膀胱癌经验. 北京中医药, 2011, 30(7)：492-493.
5. 張庭章, 南京中醫學院學報, 1988, 1:12
6. 劉曉東, 北京中醫學院學報, 1990, (3):44

선학초(仙鶴草)

1. 李忠. 李忠肿瘤验案精选. 1版. 人民军医出版社, 2011.
2. 周雍明, 朴炳奎. 朴炳奎教授辨证求本治疗肺癌学术经验. 辽宁中医药大学学报, 2008, 10(9)：33-34.
3. 王伟彪, 肖莹. 古今名医临证实录丛书. 中国医药科学出版社, 2013〉
4. 叶柏, 陈静. 刘沈林教授治疗消化道恶性肿瘤经验. 光明医学, 2012, 27(9)：1734-1736.

5. 邱德文, 沙凤桐, 熊兴平. 中国名老中医药专家学术经验集. 贵州科技出版社.

6. 蔺彩娟. 甘欣锦治疗淋巴瘤经验举隅. 山西中医, 2013, 29(7)：4-5,7.

7. 汪欣文, 李宜放, 刘丽坤. 王晞教授应用二仙汤治疗肾癌的经验. 中国民间疗法, 2008(8)：6-7.

8. 高帅. 胡志敏教授治疗膀胱癌临证经验. 实用中医内科杂志, 2012, 24(2)：18-19.

아출(莪朮)

1. 高振华. 孙秉严先生诊治脑肿瘤经验撷拾. 中医研究, 2008, 21(11)：54-55.

2. 张翀. 邱幸凡教授治疗肺癌的经验. 世界中西医结合杂志, 2010, 5(10)；839-840.

3. 刘声, 王逊, 周英武, 等. 孙桂芝肿瘤病中医临证实录. 中国中医药出版社, 2013.

4. 黄永昌. 胃癌长期存活案例分析及有关问题探讨. 吉林中医药, 1993, 1:31.

5. 梁丽艳. 焦中华治疗癌症经验拾萃. 山西中医, 2011, 27(3)：8-9.

6. 高虹. 刘嘉湘教授辨治肝癌经验. 辽宁中医杂志, 1997, 24(6)：248-249.

7. 徐振晔. 中医治疗恶性肿瘤. 1版. 北京：人民卫生出版社, 2007.

야포도등(野葡萄藤)

1. 李和根. 刘嘉湘治疗胃癌经验述要. 辽宁中医杂志, 2005, 32(7)：642.

2. 刘嘉湘. 刘嘉湘谈肿瘤.上海：上海科技教育出版社, 2004:98-99.

3. 梁芳. 刘嘉湘益气健脾-扶正法治疗肠癌术后脾气亏虚. 实用中医内科杂志, 2013, 27(6): 9-10.

4. 丁金芳, 等. 施志明治疗大肠癌经验举要. 上海中医药杂志, 2007, (5): 44.

어성초(魚腥草)

1. 王坤等. 黑龍江中醫藥, 1994, 2:12.

2. 安權. 中醫雜誌, 1992, (1):10.

여정자(女貞子)

1. 刘苓霜, 刘嘉湘. 治疗脑瘤经验. 中医杂志, 2006, 47(8): 578〉

2. 胡凤山, 郁仁存. 治疗非小细胞经验探析. 中国中医药信息杂志, 2010, 17(11): 89-90.〉

3. 王浴生等主編. 中藥藥理與應用. 人民衛生出版社, 1983, 130〉

4. 孫燕. 中國臨床藥理雜誌, 1990, 6(2):72〉

오공(蜈蚣)

1. 魏亚东, 曹利平, 王向阳, 等. 谢远明活血化瘀法治疗脑瘤经验. 陕西中医, 2012, 33(9)：1194-1195.

2. 洪祖剑, 章永红. 章永红教授治疗肺癌经验撷芳. 吉林中医药, 2011, 31(5): 399-400.

3. 孙秉严. 孙秉严治疗肿瘤临床经验. 科学出版社, 1992, 8.

4. 王輝武等. 中藥新用. 科技文獻出版社重慶分社, 1987, 308.

5. 吴建华. 四川中医, 1995, (9): 49.

오배자(五倍子)

1. 吳培俊. 中醫雜誌, 1990, (7):338.

2. 覃秋. 四川中醫, 1989, (3):25.

용규(龍葵)

1. 张翀. 邱幸凡教授治疗肺癌的经验. 世界中西医结合杂志, 2010, 5(10): 839-840.

2. 张青. 郁仁存治疗三阴性乳腺癌经验. 中医杂志, 2013, 54(9): 737-739.

3. 张新华. 段凤舞老师运用参赭培气逐瘀汤治疗原发性肝癌的经验. 黑龙江中医药, 1988, 1:7-8.

4. 周晓虹, 徐丹华. 徐景藩教授临证治验举隅. 2007, 39(3): 35-36.

5. 李英英, 贾晓玮, 郭立中. 周仲瑛教授辩治肾癌转移1例. 吉林中医药, 2011, 31(9): 903-904

위령선(威靈仙)

1. 李忠. 李忠肿瘤验案精选. 1版. 人民军医出版社, 2011.

2. 徐蔚杰, 孙慧莉, 刘嘉湘, 等. 治病必求于本-刘嘉湘教授治疗肺癌经验浅析. 上海中医药大学学报, 2005, 19(4): 28-29.

3. 潘宇. 刘沈林治疗晚期食管癌经验. 河北中医, 2011, 33(10): 1447-1448.

4. 李忠. 李忠肿瘤验案精选. 1版. 人民军医出版社, 2011.

5. 张振东. 服威灵仙过量中毒致死一例. 浙江中医杂志, 1991, 26(10): 464.

의이인(薏苡仁)

1. 尤杰. 刘嘉湘教授辨治肺癌经验. 长春中医药大学学报, 2011, 27(2)：185-186.

2. 冯玉龙, 丁金芳.施志明主任医师治疗食管癌验案1例. 辽宁中医药大学学报, 2008, 10(4): 82-83.

3. 孙文清. 陈光伟治疗中晚期胃癌经验. 山西中医, 2009, 25(6): 7-8.

4. 郝云云, 张康乐, 李慧杰, 等. 齐元富治疗胃癌经验. 辽宁中医杂志, 2013, 40(9): 1770-1771.

5. 刘旭. 章永红治疗乳腺癌术后经验探要. 辽宁中医杂志, 2011, 38(6): 1063-1065.

6. 杨永和, 程亚伟, 蔡媛媛, 等. 凌介治疗原发性肝癌经验. 辽宁中医杂志, 2010, 37(11): 2108-2109.

7. 王本祥. 现代中药药理学. 天津科学技术出版社, 1997, 542.

8. 張洪林. 中西醫結合雜誌, 1996, 16(7):410.

9. 吳潤德等. 中醫雜誌, 1981, 6:445.

10. 上海第一醫學院中山醫院藥劑科. 全國地區性藥學學術會議論文資料, 1987, 56.

인삼(人蔘)

1. 张狮. 邱幸凡教授治疗肺癌的经验. 世界中西医结合杂志, 2010, 5(10):839-840.

저령(豬苓)

1. 乔占兵, 胡凯文, 曹阳, 等.王沛教授辩治中晚期肺癌临床经验. 北京中医药大学学报(中医临床版), 2008, 15(4):36-37.

2. 何秀兰, 胡凯文. 王沛肿瘤治验. 北京:　北京科技技术出版社, 2012, 223-226.

3. 宋竖旗, 李灿. 张亚强治疗晚期前列腺癌经验. 中国中医药信息杂志, 2010, 17(1): 85-86.

4. 卢雯平. 朴炳奎治疗卵巢癌经验及验案3则. 中医杂志, 2010, 51(1): 99-100.

전갈(全蝎)

1. 高振华. 孙秉严先生诊治脑肿瘤经验摭拾. 中医研究, 2008, 21(11):54-55.

2. 李志湘. 江蘇中醫, 1991, (10):13.

3. 陳明信, 湖北中醫雜誌, 1985, 4:28~29.

4. 內蒙古自治區醫院. 中草藥驗方選編. 內蒙古人民出版社, 1972, 151.

5. 顔正華主編. 臨床實用中藥學, 人民衛生出版社, 1984, 561.

종절풍(腫節風)

1. 洪祖剑, 章永红. 章永红教授治疗肺癌经验撷芳. 吉林中医药, 2011, 31(5): 399-400.

2. 万秀贤. 基于数据挖掘的周仲瑛教授治疗肾癌病案的回顾性研究. 南京: 南京中医药大学第一临床医学院, 2011.

중누(重楼)

1. 刘苓霜, 刘嘉湘. 治疗脑瘤经验. 中医杂志, 2006, 47(8)：578.

2. 郑展. 徐振晔治疗肺癌转移骨经验. 中医杂志, 2007, 48(1): 24-25.

3. 唐武军. 郁仁存老师治疗胃癌经验总结. 中国实验方剂学杂志, 2007, 13(8): 69-70.

4. 邱德文, 沙凤桐, 熊兴平. 中国名老中医药专家学术经验集. 贵州科技出版社.

천화분(天花粉)

1. 邓宏, 徐凯, 刘伟胜. 治疗鼻咽癌放疗后毒副反应经验介绍. 北京中医, 2003, 22(1)：9-10.〉

2. 楊宗江. 中西醫結合雜誌, 1985, 11:666.

3. 钱心兰. 钱伯文运用攻补兼施治疗肿瘤经验. 上海中医药杂志, 1993, 6:1-3.

4. 周希廣. 浙江中醫雜誌, 1986, 11:489〉

5. 马纯政, 杨亚琴. 肿瘤辨证施治策略与案例. 河南: 郑州大学出版社, 2012, 91.

태자삼(太子蔘)

1. 王辉, 孙桂芝. 治疗成人原发性脑瘤经验. 北京中医药, 2011, 30(9)：664-665.

2. 魏亚东, 曹利平, 王向阳, 等. 谢远明活血化瘀法治疗脑瘤经验. 陕西中医, 2012, 33(9): 1194-1195.

3. 王伟彪, 肖莹. 古今名医临证实录丛书. 中国医药科学出版社, 2013

4. 胡凤山, 郁仁存. 治疗非小细胞肺癌经验探析. 中国中医药信息杂志, 2010, 17(11): 89-90.

5. 王伟彪, 肖莹. 古今名医临证实录丛书. 中国医药科学出版社, 2013

6. 梁丽艳. 焦中华治疗癌症经验拾萃.山西中医, 2011, 27(3): 8-9

7. 容志, 花宝金. 张代钊教授治疗肿瘤病学术经验. 吉林中医药, 2012, 32(12): 1203-1205

토복령(土茯苓)

1. 王辉, 孙桂芝. 治疗成人原发性脑瘤经验. 北京中医药, 2011, 30(9)：664-665.

2. 周雍明, 朴炳奎. 朴炳奎教授辨证求本治疗肺癌学术经验. 辽宁中医药大学学报, 2008, 10(9): 33-34.

3. 唐武军. 郁仁存老师治疗胃癌经验总结. 中国实验方剂学杂志, 2007, 13(8): 69-70.

4. 王兵. 朴炳奎教授辩治乳腺癌临床经验探析. 环球中医药, 2013, 6(8): 627-629.

5. 王昌俊, 陈伟. 钱伯文治疗原发性肝癌经验. 中医杂志, 1999, 40(8): 460-461.

6. 孙桂芝. 孙桂芝实用中医肿瘤学. 北京: 中国中医药出版社, 2009, 271-272.

파두(巴豆)

1. 金崗等主編. 新編中藥藥理與臨床應用. 上海: 上海科學技術出版社, 1995.

2. 王浴生主編. 中藥藥理與應用. 北京: 人民衛生出版社, 1983, 236.

팔월찰(八月札)

1. 尤杰. 刘嘉湘教授辨治肺癌经验长春中医药. 大学学报, 2011, 27(2): 185-186.

2. 李朝军. 刘嘉湘教授治疗肝癌经验. 山西中医, 2009, 25(12): 9-10.

3. 李和根. 刘嘉湘治疗胃癌经验述要. 辽宁中医杂志, 2005, 32(7): 642.

4. 钱心兰. 钱伯文运用攻补兼施治疗肿瘤的经验. 上海中医药杂志, 1993, 6:1-3.

5. 金泙, 沈敏鹤. 吴良村诊治原发性肝癌经验. 中医杂志, 2005, 46(9): 660-661.

6. 马纯政, 杨亚琴. 肿瘤辨证施治策略与案例. 河南: 郑州大学出版社, 2012, 91.

7. 凌耀星. 中医治癌秘诀. 文汇出版社, 1995, 118-119.

하고초(夏枯草)

1. 刘苓霜, 刘嘉湘. 治疗脑瘤经验. 中医杂志, 2006, 47(8) : 578.

2. 李忠. 李忠肿瘤验案精选. 1版. 人民军医出版社, 2011.

3. 周雍明, 朴炳奎. 朴炳奎教授辨证求本治疗肺癌学术经验. 辽宁中医药大学学报, 2008, 10(9): 33-34.

4. 冯玉龙, 丁金芳. 施志明主任医师治疗食管癌验案1则. 辽宁中医药大学学报, 2008, 10(4): 82-83.

5. 李滌新. 中西醫結合雜誌, 1986, (6):366.

6. 丁濤. 中草藥不良反應及防治. 北京: 中國中醫藥出版社, 1992, 106.

황기(黃芪)

1. 陳再蓮等. 中西醫結合雜誌, 1991, (1):55.

2. 沈兆科. 福建中醫藥, 1992, (5):29.

3. 潘明繼等. 中醫雜誌, 1996, (4):218.

4. 李萍萍等. 中醫雜誌, 1994, (4):217.

5. 張宗良等. 南京中醫學院學報, 1987, (4):29.

6. 雍曉生, 中國中西醫結合雜誌, 1995, (8):462.

7. 徐鬱杰等. 上海第2醫科大學學報, 1997, 17(5):357~359.

8. 崔慧娟等. 中醫雜誌, 1996, (4):231.

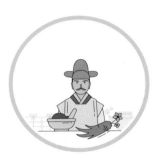

한방 암 치료법

저자 소개

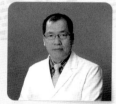

김용현(金容炫)
e-mail: makogly@kakao.com

· 북경중의약대학 학사 졸업
· 북경중의약대학 석사 졸업
· 북경중의약대학 박사 졸업
· 전) 대구대학교 외래 교수
　　　대구보건대학교 외래 교수
　　　대구한의대 평교원 객원 교수
　　　서안연호천이당중의의원(西安蓮湖天頤堂中醫醫院) 중의사
　　　서안안탑박태화중의의원(西安雁塔璞太和中醫醫院) 중의사
· 현) 서안국제의학중심의원(西安國際醫學中心醫院) 중의사

┃ 저 서

중의학 박사가 쓴 의사도 모르는 난치병 치료법(한올출판사)
웰빙 한방차(한올출판사)
임상 한방차(한올출판사)
임상경락학(한올출판사)
한방 건강식품(한올출판사)
신본초학(한올출판사)

한방 암 치료법

초판 1쇄 인쇄 2024년 8월 1일
초판 1쇄 발행 2024년 8월 5일

저   자 김용현
펴 낸 이 임순재
펴 낸 곳 **한올출판사**
등   록 제11-403호
주   소 서울시 마포구 모래내로 83(성산동, 한올빌딩 3층)
전   화 (02)376-4298(대표)
팩   스 (02)302-8073
홈 페 이 지 www.hanol.co.kr
e - 메 일 hanol@hanol.co.kr
ISBN 979-11-6647-470-5

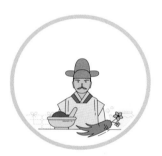

한방 암 치료법